Neue litterarische Beiträge

zur

mittelalterlichen Medicin

von

Dr. **Julius Leopold Pagel,**
pract. Arzt u. Privatdocent der Geschichte der Medicin
an der Universität Berlin.

Berlin.
Druck und Verlag von Georg Reimer.
1896.

Dem Nestor der hebräisch-arabischen Litteraturforschung und dem auch um die medicinische Geschichtskenntniss hochverdienten

Herrn Professor Dr. Moritz Steinschneider

zu seinem 80. Geburtstage
am 30. März 1896

in Ehrerbietung und Dankbarkeit
gewidmet
vom
Herausgeber.

Die folgenden litterarischen Beiträge zur mittelalterlichen Medicin, welche hiermit zum ersten Male (in Folge einer abermaligen hochherzigen Subvention des Curatoriums der Gräfin Bose-Stiftung) der Oeffentlichkeit übergeben werden können, enthalten: 1) einige Nachträge zu meiner Ausgabe der „Concordanciae des Johannes de Sancto Amando“ (Berlin 1894 Reimer). 2) Die ersten drei Bücher der Augenheilkunde des Alcoatim. Ueber beide Litteraturproducte werden in den nachstehenden Einleitungen die zur Würdigung der Bedeutung derselben erforderlichen Mittheilungen gemacht. Indem ich hierauf verweise, gestatte ich mir nur noch, dem Curatorium der Gräfin Bose-Stiftung für die Gewährung eines namhaften Beitrages zu den Druckkosten der nachfolgenden Publication auch an dieser Stelle ergebensten Dank auszusprechen.

Berlin im März 1896.

Herausgeber

Einleitung.

Die genauere Durchsicht des Cod. lat. No. 14734 der Pariser Nationalbibliothek, dessen Benutzung mir noch kurz vor dem Abschluss meiner Ausgabe der „Concordanciae des Joh. v. St. Amand“ durch die dankenswerthe Liberalität der französischen Regierung verstattet war, ergab eine solche Fülle von werthvollem Material, dass die äusserst wünschenswerthe vollständige Einverleibung desselben leider mit Rücksicht auf den Mangel an Raum und der zur Copie erforderlichen Zeit sich in dem erwähnten Werk als absolut unthunlich erwies. Soweit der Vergleich der Pariser Handschrift mit den für die Herausgabe der St. Amand'schen Konkordanz von mir benutzten, ziemlich fehlerhaften Berliner und Erfurter Texten wichtige Verbesserungen und Varianten lieferte, hat eine Berücksichtigung derselben glücklicherweise noch in letzter Stunde in fast erschöpfendem Masse erfolgen können. Dagegen haben die zahlreichen Excerpte aus Galen, sowie die allgemeinen Betrachtungen, welche Petrus de Sancto Floro bei der Ueberarbeitung der St. Amand'schen Konkordanz im Anschluss an eine ganze Reihe von Artikeln hinzugefügt hat, aus den angegebenen Gründen in meiner Ausgabe nicht mehr in extenso Platz finden können; vielmehr musste ich mich in dieser Beziehung damit begnügen, einige andeutende Mittheilungen in einem kleinen, der Einleitung angehängten Nachtrage zu liefern. Inzwischen hat sich bei genauerem Studium des Codex gezeigt, dass die zahlreichen Zusätze des Petrus de Sancto Floro nicht des litterarischen Interesses entbehren. Eine besondere Publication derselben, speciell der allgemeinen und zusammenfassenden Raisonnements, erschien mir nicht bloss als Ergänzung zur Ausgabe der Konkordanz nothwendig und wichtig, sondern auch zur Bereicherung unserer noch lückenhaften Kenntnisse der medicinischen Litteraturgeschichte des Mittelalters sehr wünschenswerth. — Da über die ganze Anlage der von St. Flour veranstalteten zweiten Ausgabe das Erforderliche bereits in der früheren Publication pp. XXX—XL mitgetheilt ist, kann ich an dieser Stelle auf die Wiederholung der bezüglichen Angaben verzichten und lediglich auf jene verweisen. In den folgenden „Nachträgen“ ist jedes von St. Flour bearbeitete Schlagwort noch einmal angefuhrt, die Autoren, die er excerpirt hat, sind ebenfalls citirt, dagegen von den Sentenzen selbst nur noch die bei St. Amand resp. in meinem früheren Nachtrage (p. XL—XLII) fehlenden aus Galen, ferner einige wichtige Varianten, endlich sämmtliche allgemeinen Artikel, auf deren Reproduction es mir wegen ihrer Originalität und ihrer litterarischen Wichtigkeit besonders ankam, vollständig nachgetragen worden. Die Handhabung und Anlage im Einzelnen ergiebt sich aus der Betrachtung der ersten Seiten, sodass weitere Erläuterungen überflüssig sind. Eine Copie bezw. Herausgabe des ganzen Codex des St. Flour inclusive aller Excerpte, auch aus den übrigen Autoren (ausser Galen) war mir aus den oben mitgetheilten Grunden leider unmöglich; es dürfte übrigens dieser Mangel deshalb weniger schwer wiegen, weil der Neubearbeiter der St. Amand'schen Konkordanz nur solche Arbeiten zu seinen Excerpten herangezogen hat, die bereits gedruckt vorhanden sind. Die betreffenden benutzten Schriften citire ich weiter unten. — Nachdem sowohl die öffentliche Kritik, Forscher und Gelehrte wie Puschmann, Husemann, der verstorbene Falk († 17. October 1893), M. Salomon, Sudhoff, v. Oefele u. A., als auch private Zuschriften von J. Petersen, E. Nicaise, Huber, M. Steinschneider u. A. das Verdienstliche meiner Veröffentlichungen anerkannt haben, darf ich bezüglich der vorliegenden Nachlese ebenfalls nicht daran zweifeln, dass sie sich als eine werthvolle Bereicherung des litterarischen Materials zur Geschichte der Medicin im Mittelalter auch in den Augen der competenten Kritiker erweisen wird. Ich mache noch auf den grossen Umfang des Artikels humiditas aufmerksam. Dieser Umstand ist charakteristisch und der beste Beweis für die volle Geltung, welche die Humoralpathologie in jener Zeit besass, als dies Werk niedergeschrieben wurde, ganz im Sinne von Galen bezw. Avicenna, in dessen Canon gleich zu Anfang (L. I f. 1 doctr. 4 capp. 1 und 2) den humores eine fast 5 Folioseiten lange

Abhandlung gewidmet ist. In dem genannten Artikel findet sich auch die Stelle, auf die Guy de Chauliac besonders hinweist (vergl. p. XXV meiner Ausgabe von St. Amand's Konkordanz). Sie ist im nachfolgenden Text durch gesperrten Druck hervorgehoben. — Was nun die von Petrus de St. Floro im Einzelnen excerpirten Schriften betrifft, so sind es von Galen dieselben, die auch St. Amand zu seinen Collectaneen benutzt hat; nur sind bei St. Flour noch der Commentar zu des Hippocrates de regim. acut, ferner einige apokryphe Schriften hinzugekommen, wie: de euchymia, de typo, de spermate, de sectis. Für Avicenna sind hauptsächlich der Canon und dann die 6 Bücher naturalium zu Grunde gelegt, für Averroës der Colliget, für Razes das Buch ad Almansorem, fur Hali der Commentar zur microtechne, für Isaac Judaeus die Schriften über die Fieber und de diaetis universalibus, von Constantinus die Theorica, von Johannes Mesuë der bekannte Grabbadin, ferner die Practica des Serapion, die Aphorismen des Johannes Damascenus; ausserdem sind noch eine Reihe von Aristotelischen Schriften, hauptsächlich de problematibus, de caelo et mundo und seine naturhistorischen Schriften bei St. Flour citirt, im Ganzen also, wie sich aus diesem Verzeichniss ergiebt, lauter Quellen, die bereits gedruckt vorliegen und in grösseren Bibliotheken jedem Forscher zugänglich sind. — Dass die allgemeinen Artikel eigens von St. Flour in originaler Redaction compilirt und erheblich vermehrt wurden, ist ein Umstand, der dem ganzen Werke seinen besonderen Werth verleiht. Dies sei hiermit nochmals hervorgehoben. Zum Schluss gebe ich der bequemeren Uebersicht halber gleich hier die Zusammenstellung aller Emendanda zu meiner Ausgabe der **Amand**'schen Konkordanz. Es beziehen sich also lediglich auf die **frühere** Ausgabe die nachfolgenden Varianten, was ich zur Vermeidung von Verwechslungen besonders betone:

p. 68 Z. 8 v. o. putrefiunt et aggregantur statt penetrant et figuntur.
- 83 - 7 v. o. streiche In vor infirmis.
- 129 - 11 v. u. dicit notabiliter statt intellige.
- 138 - 19 v. u. schalte scilicet vor quod ein.
- 144 - 8 v. u. mater statt materia.
- 147 - 6 v. o. multotiens statt multos.
- 153 - 16 v. u. distinctionem statt destructionem.

p. 153 Z. 21 v. u. VII° de creticis diebus.
- 153 - 22 v. u. Philonium statt Philotimum.
- 156 - 26 v. o. ad dietam statt adductam.
- 178 - 11 v. o. haec est statt hoc.
- 204 - 19 v. o. suavitate statt sua veritate (höchst wichtig! vergl. dazu p. 248 Z. 9 v. o.).
- 269 - 11 v. o. rationalis statt rationalem.
- 270 - 10 v. u. melior statt melius.
- 294 - 10 v. u Non est rationis cooperire u. s. w.
- 380 - 19 v. o. aliquis statt aliquid.
- 388 - 3 v. o. caro statt calor.

A.

Ablutio s. Nachtrag zu den Concordanciae p. XXXVII.

Aborsus desgleichen. Ad evidentiam praedictorum sciendum est quod aborsus causae quaedam sunt primitivae et istae sunt duplices, quia quaedam sunt necessariae quaedam voluntariae seu provocatae. Necessariae sunt sicut aegritudo praecedens aut concomitans ut est tenasmon, fluxus sanguinis et talia hujusmodi. Provocatae sunt ut flebotomia, saltus ad posteriora, evacuatio vel per farmaciam vel clysteria vel pessaria aut suffumigationes, ira, motus superflui et balnea et hujusmodi. Aliae sunt causae internae et istae sunt triplices: quaedam enim sumuntur ex parte foetus, quaedam ex parte naturae, quaedam ex parte matricis. Ex parte foetus: quando est debilis creationis panniculorum cum quibus ligatur, ante tempus rumpuntur et sic mulier abortit. Vel quando mulier est debilis ut juvenis vel nimis extenuata, tunc foetus est debilis semper. Si ex parte naturae tunc hoc est, quando foetus moritur in ventre; tunc enim natura ipsum expellit et in isto si natura sit debilis debet per artem procurari. Si ex parte matricis hoc est dupliciter quia vel propter malam complexionem naturalem ipsius scil. propter frigiditatem vel lubricitatem ipsius vel propter malam complexionem acquisitam videlicet propter frigiditatem vel caliditatem aëris egredientem vel propter humores alibi fluentes ad matricem ipsam lubrificantes vel ventositates ipsius et ipsa possunt notari etc. wie bereits p. XXXVIII in den Concordanciae mitgeteilt.

Absinthium s. St. Amand p. XXXVIII.

Absolutum wie bei St. Amand p. 2.

Abstersio s. Amand p. XXXVIII.

Abstinentia desgl.

Acetum desgl. Dazu noch Thesen aus Isaac Judaeus, Johannes Heben Mesue, Aristoteles. Dann zum Schluss: quaere super appetitus, lac, nervus, sitis, vinum et super agresta. Ad evidentiam praedictorum notandum quod ex dictis colligi potest quod in aceto est duplex substantia: quaedam aquea, alia vinosa et ideo quando calor exterior agit in ipsum resolvit caliditatem existentem in substantia vinosa ipsam infrigidando et sic quod prius erat in ipsa vertualiter calidum fit frigidum, et sic acetum est frigidum vertualiter, sed idem calor agens in substantia aquea ipsam facit ebullire et per consequens acquirunt partes aqueae quandam putrefactionem et caliditatem extraneam ratione cujus acetum est actualiter calidum et actualiter penetrativum ratione lubricitatis partium aquearum et caliditatis actualiter acquisitae, ex quo apparet quod acetum fit a frigido et calido et propter hoc tolluntur multae dubitationes quae fiunt de aceto.

Accidens Gal., Avic., Averr., Isaac, Constantinus. Q. s. febris, aegritudo, morbus et signum. Notandum quod triplex est accidens: quoddam est corporis quoddam est animae quoddam est totius conjuncti. Accidentia corporis sunt triplicia: quaedam sunt accidentia corporis tantum, ut albedo, nigredo; quaedam sunt corporis sani ut sanum est et sic ejus operationes sanae possunt dici accidentia: quaedam sunt corporis aegri, ut aegrum est, et ista quandoque sunt accidentia tantum, ut dolor capitis in effimera, quaedam sunt accidentia et causae, ut apostema in pleuresi, quaedam sunt accidentia et signa, ut titillatio labii inferioris est signum vomitus, et ista quandoque praecedunt aegritudinem, ut dolor capitis in causone, quandoque concomitantur, ut dolor in colica, quandoque consequuntur, ut frenesis causonem. Alia sunt accidentia utriusque, quorum quaedam sunt ab anima et terminantur ad corpus sicut ira quae proprie est appetitus vindictae, alia sunt a corpore et terminantur ad animam, ut mansuetudo, alia sunt accidentia animae et ista sunt XII, quorum sex pertinent ad appetitum concupiscibilem et sunt: amor, desiderium, odium, delectatio, ab(h)ominatio et tristitia, et ista sex corpus infrigidant, quia tria prima movent calorem et spiritum ad exteriora. Alia sex pertinent ad appetitum irascibilem et sunt: spes, desperatio, ira, mansuetudo, timor, audacia, et ista corpus calefaciunt, quia movent calorem et spiritum ad exteriora et per totum corpus ebullitionem in sanguine licet non facto esse infrigident. Alio modo possunt distingui penes diversitatem quam faciunt in motu caloris et spiritus, nam quaedam eorum sunt quae movent calorem naturalem et spiritus ab interioribus ad exteriora, quaedam e converso, quaedam utroque modo, et eorum quae movent primo modo quaedam movent subito, sicut ira, indignatio, dominatio; quaedam vero suaviter et paulatine, ut delectatio, gaudium et deliciae, et similiter eorum quae movent ab exterioribus ad interiora quaedam movent subito et impetuose, ut timor, quaedam paulatine et suaviter, ut angustia; quae vero movent utroque modo sunt sicut tristitia et verecundia. Aliter vero distinguuntur ex suis effectibus propter quod sciendum est quod effectus istorum accidentium quidam sunt primi et quidam sunt consequentes. Primi sunt tripliciter: quidam enim sunt communes, quidam proprii, quidam magis proprii. Communes sunt movere calorem naturalem ad exteriora vel interiora; magis proprii sunt movere calorem naturalem ad exteriora subito vel paulatine. Effectus consequentes sunt impinguare, desiccare, syncopis, mors, effimera, calorem mutare et similia, unde gaudium, deliciae et delectatio habent impinguare, ira, tristitia et angustia habent desiccare, timor et verecundia calorem mutare, gaudium mortem generare, et haec omnia vel sumuntur in comparatione ad subjectum in quo sunt et sic sunt accidentia vel in comparatione ad causarum noticiam ex quibus dependent relatarum ad medicum sicut dicuntur signa. Et quia ista omnia movent calorem naturalem qui est instrumentum naturae, ideo pertinent ad considerationem medici.

Acidum Rases (aus III° Almans. cap. 1).

Actio Gal. s. Amand p. XL. Avic, Averr., Isaac. Q. s. agens, cor, epar, membrum, morbus, qualitas et sanitas.

Acutum Gal., Ras., Hali.

Adeps Gal., Avic. Q. s. pinguedo.

Adustio Gal., Hali, Arist. Q. s. rosa.

Aër Gal. s. Amand p. XLI; Avic., Ras., Averr, Is., Constant., Arist. Q. s. cor, epidimia, hanelitus, pestilentia, pulmo, putrefactio, spiritus, vena, mutatio et conversio. — Quid sit aer patet ex prima propositione ipsius Avicennae [dieselbe lautet: Aer est corpus simplex cujus locus naturalis est ut sit super aquam et sub igne, haec est levitas ipsius comparativa; ipsius natura est calida et humida et juvat in generatis ut rarificentur et subtilientur et ad superiora eleventur. Canon l. I. f. 1 doctr. 2 cap. 1 de elementis], propter quod sciendum quod aër in quantum est causa vel pars ipsius mixti sic est res naturalis et sic accipitur in prima propositione ipsius Avicennae. Sed sciendum quod est causa conservans corpus humanum, exspiratus eventans calorem cordis et spirituum est res non naturalis et sic accipitur in propositione secunda Avicennae [lautet: Aer est elementum nostrorum corporum et nostrorum spirituum et praeter hoc est eventatio nostris adveniens spiritibus et causa meliorationis eorum non tantum sicut elementum sed etiam sicut faciens scil. temperans l. I. f. 2 doctr. 2 cap. 2]. — Secundo notandum quod ex dictis apparet quomodo aer putrefit, quia purum existens non putrefit sed per admixtionem corporum ipse putrefit. Tamen si dicatur, quod istud non valet quia philosophus IV° meteororum dicit quod omnia elementa possunt putrefieri praeter ignem, item etiam aër in proprio loco suo est aër purus sed in proprio loco est calidus et humidus, ergo potest putrefieri: potest dici ut prius, quod sicut non est dare aquam puram sic nec aerem purum quin ei sit admixtum de vaporibus corporum humidorum propter motum solis et stellarum quorum actio est continua in istis inferioribus agens ipsa ut patet I° meteororum. Vel potest dici, quod putrefactio est duplex: quaedam est alicujus non manentis sub sua specie et sic aer non putrefit nec aliquid aliorum elementorum; alia est alicujus manentis sub sua specie quae non est nisi alteratio quaedam et in isto modo aër potest putrefieri in sua substantia. Sed quomodo aër cum sit calidus, unde semper resolvit corpora nostra — quomodo potest calorem cordis temperare, quia calidum non temperatur per calidum? Dicendum quod magis calidum bene temperatur per minus calidum, modo calor cordis est fortior caliditate aeris. Vel dicendum aliter, quod aër inspiratus per motum inspirationis infrigidatur eo quod rarificatur sicut exemplariter videmus quod motus per flabellum infrigidatur et sic ratione frigiditatis obtemperat calorem cordis. Vel dicendum aliter et melius quod licet aër in quantum est corpus simplex et res naturalis quod ipse est calidus et sic non temperat calorem cordis, sed in quantum est res non naturalis videlicet prout ei sunt admixti vapores sic est frigidus et sic temperat calorem cordis. Si dicatur contra quia in aestate vel regione calidissima aer est calidus loquendo de aere cui sunt admixti vapores ergo talis non poterit calorem cordis temperare, dicendum quod licet aër talis sit calidus comparando ipsum ad aerem aliorum temporum, tamen comparando ipsum ad calorem cordis est frigidus, et hoc apparet quia ubi est major cordis inflammatio sicut in febribus adurentibus est aëris minor inspiratio.

Agens Avic., Averr., Joh. Heb. Mes.

Agresta Gal

Albedo Gal., Avic Q. s. frigidum et sanguis.

Albugo Avic, Ras. (aus Almans. de albugine oculi). Q. infra super oculus.

Aloë Gal., Avic.

Allium Gal., Avic, Arist. Q. s. aqua, auris et rigor.

Alienatio Avic. Q. s. frenesis.

Alites Hipp. [Afor. part. VII. 54: brachiorum extensiones alites etc.], Averr. [III° Coll. cap. de ructu].

Alopecia Avic., Ras., Constant., Serapion. Q. s tinea.

Alteratio Gal., Avic., Averr., Arist. Q. s. crisis, digestio, dolor, medicina, nutrimentum et passio.

Amarum Gal, Avic., Ras., Averr., Is, Joh. Mes., Arist. Q. s. abstersio, acutum, mel, salsum et sapor.

Amor hereos Ras., Averr., Constant. Q. s. puella et vetula.

Anima Gal. s. Amand. p. XLI, ferner: Imitatio membrorum corporis imitatur animae imaginationem (libro de motibus liquidis); Avic., Averr., Hali, Is., Constant., Aristot. Q. s. frigidum, mos, oculus et spiritus.

Animal Avic., Arist. Q. s. hanelitus, homo, natura, puer et sanguis.

Anus Avic.

Anathomia Avic. Oportet illum qui occultas aegritudines vult dinoscere, ut ante anatomiae noticiam adeptus fuerit ad hoc ut per eam scientia cujusque membri ei acquiratur (I f 2 doctr. 3 summa 1 cap. 1).

Antrax Ras, Averr.

Antecessio Gal.

Antiquus G.; q. s error

Appetitus G., Av., Ras., Averr., Hali, Const., Serap. Q. s. convalescens, fames, frigidum, impinguatio, puer, splen, stomachus, vinum et vulva. — Sciendum quod appetitus est desiderium cibi et potus ad restaurandum quod deperditur continue et iste appetitus est duplex: quidam est naturalis, alter est innaturalis, licet reperiatur in omnibus membris, quia omnia membra inanita sugunt et extrahunt naturaliter a membris repletis, nihilominus proprie reperitur in orificio stomachi et in orificio matricis secundum quosdam, et iste appetitus componitur ex duplici virtute scil. animali, sentiente suam inanitionem, et naturali cibum attrahente; in aliis membris solum constat ex virtute naturali, et ratio est duplex, quia stomachus attrahit propter se et alia membra, etiam attrahit ex longinquo. Alia autem attrahunt propter se solum et a propinquo et vigent per calidum temperatum licet per accidens confortetur per frigida styptica ratione membri ipsum corrugando et ejus partes adjuvando, et hoc est per accidens. — Innaturalis est quadruplex: quidam vocatur caninus, quidam bolismus, quidam fames, et quidam est appetitus corruptus sicut accidit praegnantibus et convalescentibus. De istis videbitur magis infra.

Apis G., Arist. Q. s. mel et odor.

Apostema Hipp., G., Av., Ras., Averr., Hali, Constant. Q. s. crisis, dens, epar, flebotomia, fluxus narium, pleuresis, repercussio, vapor et ventosa. — Notandum quod apostema est tumor vel inflatio praeter naturam, unde distinctio apostematum tripliciter sumi potest: uno modo penes suum modum generandi; secundo modo penes membrum in quo est; tertio modo penes suas causas. Si primo modo, sic apostema est duplex: quoddam est apostema factum per viam congestionis sicut quando in membro aliquo modo generatur apostema ex superfluitate nutrimenti ipsius membri sicut quando membrum est debile vel cibus malus in quantitate aut qualitate tunc membrum non potest illum cibum totum convertere sed generatur multa superfluitas ex eo quod non potest expellere aut insensibiliter resolvere et sic creatur ex ipso apostema. Aliud est factum per viam derivationis et hoc est quando aliquod membrum est debile vel laesum, tunc alia membra mandant suas superfluitates ad ipsum et sic in ipso concreabitur tumor extra naturam et istud vel est generatum vi naturae vel vi sinthomatis (= symptomatis). Si primo modo, est bonum quia tunc est signum crisis; si 2° modo, est malum; si 2° modo tunc vel apostema est in membro nobili et sic est magis periculosum vel in membro minus nobili et sic est minus periculosum vel in membro habente servitium membri nobilis ut est in trachea vel est in membro sensibili et sic est magis periculosum vel non et sic est minus periculosum. Si 3° modo, tunc sciendum quod causae apostematis quaedam sunt extrinsecae sicut casus, percussio et hujusmodi, quaedam sunt intrinsecae, et istae sunt duplices, quia quaedam sunt disponentes, quaedam sunt materiales. Disponentes sunt duplices: quaedam enim disponunt ad apostema factum per viam congestionis, et istae sunt quattuor: videlicet fortitudo virtutis attractivae, debilitas expulsivae, debilitas digestivae et constrictio pororum; aliae sunt quae disponunt ad apostema factum per viam derivationis, et istae etiam sunt quattuor, sicut fortitudo membri mandantis, debilitas suscipientis, suppositio ejusdem et ejus capacitas vel vacuitas, ut est in emunctoriis sicut in inguinibus aut sub assellis (= axillis). Si vero causae sunt materiales tunc sunt triplices, videlicet quattuor humores, aquositas et ventositas. Si causa sit aquositas, tunc facit hydropisim quae est (h)ydrofo(r)bia; si ventositas, tunc facit hydropisim quae vocatur tympanites; si vero causa sunt quattuor humores, tunc vel materia illa est calida, tunc vel est colera vel sanguis. Si fuerit sanguis, sic est dupliciter, quia vel sanguis non putrefactus, vel sanguis putrefactus. Si primo modo, tunc vel est sanguis grossus et sic est proprie flegmon, vel est sanguis subtilis non putrefactus et sic spina. Si fuerit sanguis putrefactus aut est subtilis aut grossus. Si subtilis, sic est formica deambulativa; si grossus, dupliciter: aut est multum incensus et sic est herisipila, aut non multum incensus et sic est formica miliaris. Si materia fuerit colera, tunc vel est grossa vel subtilis, et eodem modo distinguitur et eodem facit apostemata cum sanguine, sed differunt, quia facta colera sunt magis incensa et vergunt ad quandam citrinitatem sicut sacer ignis etc., sanguinea sunt magis remissa et vergentia ad rubedinem. Si vero materia fuerit frigida tunc vel est flegmatica vel melancolica. Si flegmatica, tunc vel ex flegmate subtili et sic est zimia; si ex grosso, sic sunt nodi; si ex modico, sic sunt scrophulae et glandulae. Si sunt melancholica, tunc vel est melancholia naturalis et sic est scliros vel non naturalis, et sic est cancer vel herpes. — Secundo notandum est, quod apostemata nominantur quandoque a membro in quo sunt et sic secundum quod sunt in diversis membris diversa sortiuntur nomina, sicut herpes quando est in facie nominatur noli me tangere, quando in medio corporis proprie est herpes, quando in inferioribus membris vocatur lupus. Quandoque nominatur ab humore ex quo fit sicut flegmon, quandoque ab effectu sicut litargia quod est idem quod oblivio, unde litargia causat oblivionem; quandoque nominatnr a figura sicut spina. — Tertio notandum quod materia istorum apostematum aliquando est composita sicut sanguis cum flegmate et sic etiam nomina componuntur ut flegmon herisipilades, herisipila flegmonides et sic de aliis.

Apoplexia Hipp., G., Av., Ras., Serap., Arist. Q. s. dens, epilepsia et panis.

Aqua Hipp., G., Av., Is., Const., Arist. — Dubitatur utrum aqua quanto subtilior sit melior, ut videntur omnes actores innuere. Arguo quod non, quia aqua quanto virtuosior tanto melior, sed aqua in infimo loco ut fundo est virtuosior quia est elementum grave, modo gravis elementi proprius locus est deorsum et unumquodque elementum est magis virtuosum in suo loco quam in alieno ergo aqua in fundo erit virtuosior si in fundo est gravior, ergo etc. Item aqua pluvialis est subtilior et tamen non est melior quia cito putrefactibilis, ergo etc. Item tunc aqua bullita esset melior, sed hoc est falsum, quia citius convertitur in coleram et magis supernatat in stomacho. Probatio: quia bullita est subtilior non bullita, ergo magis est symbola colerae quam non bullita; etiam de ratione colerae est cujuscunque subtilis est supernatare, ergo etc. Dico ad hoc quod aqua quanto est subtilior tanto est melior. Sciendum quod aqua et unumquodque aliorum simplicium, ut simplicia sunt, non nutriunt corpus humanum sed dant nutrimento dispositionem quandam sibi necessariam ad hoc ut nutriat quia nutrimentum ut sic est frigidum et siccum non fluxibile ad membra, aqua ratione suae fluxibilitatis non fluxibile ad membra facit ipsum penetrare ad membra et sic aqua nutrit et est necessaria in confirmatione animalis et sic est res non naturalis, et ideo quanto est subtilior tanto penetrabilior et quanto gravior tanto magis opilativa et citius convertitur in fumos colericos quoniam diutius moratur in stomacho, tum etiam quia non est bene miscibilis cum nutrimento ideo supernatat. Per hoc ad objecta. Ad primum dico quod aqua in proprio loco est vertuosior quantum ad ejus operationem primam quae est moveri deorsum quae sibi debetur in quantum est gravis vel res naturalis, sed non est verum quantum ad ejus operationem secundam, quae est penetratio quae sibi debetur ut est mixtum et res non naturalis. Ad aliud dico, quod aqua pluvialis est melior; cum dicitur quod non quia putrefactibilis est etc. solvit Avicenna, quod hoc sibi inest quia est magis passibilis et hoc est verum, quod apparet quia etiam citius congelatur. Ad aliud dico quod non citius convertitur in coleram eo quod cito penetrat et sic agens non potest ipsum deprehendere ut eam convertat etc.

Q. s. ablutio, balneum, epar, infrigidatio, nutrimentum, penetratio, sitis et vinum.

Aranea Avic.

Arator G.

Aristoteles G. Q. s. membrum.

Arbor Hali, Arist.

Aromaticum Hipp., G., Av., Is. — Notandum quod quaedam sunt aromatica frigida et humida sicut violae et salices, alia frigida et sicca sicut rosae et camphora. Alia sunt calida et sicca ut gariofili, cubebe et similia. Pauca aut nulla sunt calida et humida, quia humiditas obtundit et impedit fumalem resolutionem. — Secundo notandum quod omnium aromatum communis operatio est spirituum confortatio, unde naturaliter se habente dyscrasia totius corporis aromatica calida et sicca confortant cor et spiritum vitalem, frigida et humida cum ipsis spiritibus in substantia et complexione reddendo singula singulis.

Ardor Avic.

Arnoglossa Avic.

Argentum vivum Av., Ras., Arist.

Arma G.

Ars G., Averr., Hali, Is., Joh. Damasc., Arist. Q. s. experimentum.

Artificiale G.

Arteria G., Av., Ras., Averr., Hali. Q. s. flebotomia, sanguis, spiritus.

Assa G., Ras., Is., Arist. Q. s. caro (= assata: gebraten).

Assimilatio G. s. Amand. p. XLI u. l.: puer est similis (anstatt pluris) patri; Avic., Arist Q. s. infans, masculus et nutrimentum.

Asma (= asthma) Av.

Asperitas Av.

Aspis Ras.

Astella Avic., Ras.

Attractio G. s. Amand p. XLI; Av. Q s. mery, calor, medicina, vena et ventosa.

Avellana Avic.

Aves Avic., Arist.

Auditus G., Av., Is., Arist.

Audax Av., Ras. Q. s. cor, coitus, regio.

Augmentum G., Averr., Hali, Is, Constant., Arist. Q. s. hora, humiditas et paroxysmus.

Auris Hipp. (Aphoris. IV, 47), Av., Ras., Averr., Arist. — Notandum quod ex dolore aurium nullus per se moritur, sed in quantum eis comparatur compatitur cerebrum.

Auster G., Av., Arist. Q. s. emorroys et ventus.

Autumnus Hipp., G., Av., Averr., Arist. Q. s. epidimia, epilentia, podagra, quartana, recidivum, sanguis et tempus. — Quia circa complexionem autumni videtur contrarietas inter actores, dubitatur cujus complexionis existat. Et arguitur quod sit temperatae, quia est vere medium inter duo extrema sc. aestatem et hiemem. Item est in aequali distantia ad solem sicut est ver. Item auctoritate Philareti de pulsibus contrarium dicunt actores sicut Johannitius, Avicenna et omnes qui ponunt ipsum esse frigidum et siccum. Ad hoc dicunt quidam, quod autumnus potest accipi dupliciter: uno modo quantum ad sui totalitatem et sic est temperatum quia est in aequali distantia ad solem et est medium vere inter duo tempora contraria ut arguebatur, et sic loquitur philosophus de ipso. Alio modo quantum ad suas partes et sic non est temperatum quia dies sunt calidi et noctes sunt frigidae, ideo dicitur sic tempus frigidum et siccum. Alii dicunt aliter, quod autumnus potest accipi duobus modis: uno modo comparando ipsum ad alia tempora et sic est temperatum quia est in aequali distantia ad solem; alii autem non nisi ver alio modo in comparatione ad nos et sic est distemperatum quia modo imprimit calorem modo frigus. Alii dicunt aliter, quod autumnus formaliter est tempus temperatum quia medium inter calidissimum et frigidissimum tempus, sed quantum ad qualitates passivas non est temperatum. Aliter dico ego: quod quaestio quaerit de autumno comparando ad corpus humanum, ideo dico simpliciter quod est frigidum et siccum et non temperatum aliquo modo. Et ad auctoritatem philosophi primo dico, quod ipse loquitur de autumno quantum ad immutationem quam facit in pulsu et quia non immutat ipsum fortiter nec debiliter, tardo vel velociter ideo dicit ipsum esse temperatum. Ad alia, cum dicitur quod est vere medium dico quod non, quia alia est frigiditas quae reperitur cum sicco et alia quae cum humido, et alia est siccitas quae reperitur cum calido et alia quae cum frigido. Ad aliam, quae est quod in aequali distantia est, dico quod non sufficit quia non est eadem dispositio in passo puta in aëre, in vere et autumno, quia aër in autumno est subtilior et rarior quam in vere propter calorem aestatis praecedentis ideo citius infrigidatur vel calefit, etiam facilius siccatur in autumno aër quam humectatur in vere, quia citius inducitur privatio in subjecto quam habitus, modo siccitas est ut privatio respectu habitus.

B.

Balneum Hipp., G., Av., Ras., Averr., Constant., Joh. Mes., Damasc., Arist. — Circa praesentem materiam sciendum quod balneum est triplex: quoddam est vocatum solium quod fit in tina cum aqua calida et isto utuntur vocabulo communi in balneo et de isto etiam loquitur Hippocrates III° regimenti acutorum. Aliud est vocatum stupha in quo debent esse tres mansiones propter delicatos; prima aliquantulum calida, 2ª calidior, 3ª magis calida, ne fiat mutatio subita. Tertium vocatum est pru(n)a et istud fit ad exsiccandum superfluitates aquosas sicut hydropicorum ponendo eos inter duos ignes vel in furno calido vel sepeliendo in arena tempore calido vel ponendo super cratem ubi superpositi sunt lapides igniti vel aliquocunque modo. Balneum primo modo est duplex: quoddam est simplex scil. quando fit cum aqua dulci solum, aliud est compositum et dicitur compositum quando cum aqua miscetur ut sal aut herba vel decoquitur seu infunditur aliquid cum aqua dulci et ista compositio quandoque est artificialis, quando medicus super suam artem per suam artem addit ad aquam suam quod videtur sibi utile; quandoque est naturalis, sicut aqua maris salsa naturaliter et ejus balneum salsum naturaliter, et balneum aquae sulfureae naturaliter calidae sicut in Alvernia apud calidas aquas, et balneum nitreum aquae nitrosae naturaliter calidae sicut apud Sanctam Indulgentiam in Alvernia. Balneum autem distingui potest aliter quia balneum fit ad mundificandum cutem et ea quae sibi vicinantur et isto modo fit cum aqua dulci temperate calida, quandoque ad humectandum ut in extenuatis cum aqua temperate calida et longa mora, quandoque fit ad calefaciendum, quandoque ad exsiccandum sicut balneum sulfureum fit hydropicis et pinguibus, quandoque ad consumendum, sicut pruna hydropicis, quandoque ad confortandum nervos sicut sulfureum hydropicis sciaticis, quandoque ad aperiendum poros sicut balneum aquae calidae quandoque ad confortandum calorem naturalem et consumendum calorem accidentalem sicut fit in ethicis et consumptis, quandoque ad restringendum fluxum ventris sicut fit post medicinam solutivam quae ducit ultra modum, quandoque ad subtiliandum humores sicut fit in moderato fluxu menstruorum, quandoque ad sedandum dolorem sicut fit in lassitudine et colica passione et doloribus ante partum. — Secundo notandum quod extenuatis et debilibus oportet cibum administrare in balneo sed in modica quantitate, ut vertus custodiatur, pinguibus vero seu carnosis non competit cibus in balneo. Sciendum etiam quod volentes demacrari debent balneari jejuno stomacho et in aqua calidissima et post balneum multum sudorem tolerare, volentibus impinguare e contrario. Debent enim balneari post comestionem et in aqua temperate calida et longam moram facere modicum sudorem post expectare. Sciendum etiam quod aegris balneum non competit nisi condicionibus istis conservatis: 1°, quod materia aegritudinis sit homogenea; 2°, quod aegritudo sit cum apostemate nisi ita esset quod apostema esset ruptum; 3° quod aegritudo sit in declinatione; 4°, quod corpus non sit plethoricum, immo bene mundificatum licet quandoque permutetur in quibusdam aegritudinibus. Balneum autem post declinationem morbi propter subtiliationem et pororum apertionem sicut in quartana et quandoque propter accidens superveniens aegritudini sicut in colica ad sedandum dolorem invenies auctoritates auctorum in praesenti.

Balbuties G., Arist. Q. s. lingua.

Basili(s)cus Avic.

Barba Av., Const., Arist. Q. s. monstrum.

Bestia Av.

Boreas G., Arist., Const. Q. s. ventus.

Bothor Avic.

Bubo Gal.

Buglossa Avic.

Butirum Av., Constant.

C.

Calidum Hipp., G., Avic., Averr., Hali, Is., Serap. Q. s. amarum, attractio, dulce, febris, cibus, sanguis et medicina.

Calor naturalis Hipp., G., Av., Ras., Averr., Hali, Is., Const., Arist. Q. s. aër, cor, digestio, dormitio, exercitium, hanelitus, mors, natura, sanies, somnus, spiritus, venenum et vinum.

Calor extraneus G., Av., Averr., Is. Q. s. febris. — Notandum quod calor naturalis potest distingui multis modis sicut et complexio naturalis, quoniam quidam est calor calor radicalis, qui creatur a primis spermatibus, alius est calor fluens, qui producitur a corde et istorum quilibet potest accipi uno modo pro sola forma qualitative, alio modo pro subjecto calido, alio modo quantitative secundum quod magis vel minus informat subjectum, alio modo prout est instrumentum naturae et sic est quaedam naturalis potentia vel impotentia de secunda specie qualitatis. Et iste calor duplicem habet latitudinem: unam videlicet quae durat per totum tempus vitae quae diversificatur per quattuor gradus totam illam latitudinem perficientes, secundum quos gradus aetates habent distinctionem; aliam habet latitudinem minorem, cum qua stat vita et non sanitas, et ista durat a principio aegritudinis usque ad finem et tota latitudo istius caloris accipiendo ipsam secundum suam totam extensionem sic quod amplius non potest extendi stante vita continet quattuor gradus, sic quod ultra quartum gradum si extendatur non potest stare vita. Primus gradus caliditatis est cum potest in operationes suas licet non perfecte; 2us gradus est cum potest in omnes suas operationes perfecte; 3us gradus est cum operationes laeduntur licet non sensibiliter; 4us gradus est cum operationes laeduntur sensibiliter, et iste gradus habet latitudinem totius vitae cum quo stat aegritudo per augmentum caloris nec oportet quod in 4° gradu sit mors, sed in ultima mansione illius gradus et hoc est quando operationes adeo sunt laesae quod amplius non possunt. Ex quo manifeste apparet quod calor naturalis et calor febrilis sunt unus et idem calor formaliter licet distinguatur secundum gradus ut declaratum est, et sicut gradus 2us corrumpit 1um per accidens sic calor febrilis naturalem, et sic tota forma (?) caloris comparata ad unum gradum scil. ad gradum intensum puta ad febrilem differt a se ipsa per accidens comparata ad gradum remissum puta naturalem, sic isti calores non ut naturalis et febrilis, sed ut calor, differunt per accidens, quoniam utrique calori, unde calor accidit sic quod naturalis vel febrilis, nec istas sibi determinant nisi ratione subjecti in quo sunt quoniam unus est in subjecto humido, et alius in subjecto sicco.

Calamentum Hipp.

Calvitium Hipp., G., Av., Averr., Const., Arist.

Camomilla G.

Candarusum G.

Camphora Av. Q. s. medicina evadere faciens.

Canna pulmonis Avic.

Cancer Hipp., Avic., Ras., Constant., Serap.

Cantarides G.

Canis G., Avic., Ras., Constant., Arist. Q. s. morbus, rabies et menstrua.

Canities G., Av., Ras., Arist. — Notandum quod albedo causatur quinque modis: uno modo a tota specie sicut albedo in cygno, alio modo ratione continentis immediati, ut habentia cutim albam habent capillos albos; alio modo propter abundantiam humidi aquosi; alio modo propter inclusionem partium aëris in humido, sicut patet in nive et crystallo; alio modo propter defectum nutrimenti aut ejus arefactionem sicut in cineribus. — Secundo notandum est quod canicies est duplex: quaedam naturalis et sic quicunque naturaliter canus non potest fieri non canus, et ista semper est in senectute, et ista causatur propter defectum nutrimenti arefacti, quoniam in senibus virtus est debilis et non potest convertere nutrimentum in ejus substantiam sed deficit; ideo elevatur vapor fumosus ad caput, aquéus vel flegmaticus, qui exsiccatus seu arefactus dealbatur. Alia est canities accidentalis et ista quandoque contingit sanis et ista causatur ex humiditate capitis et ideo tales quandoque cani in aestate prima denigrantur in juventute quia humiditas illa consumitur. Alia est quae accidit infirmis, et ista etiam provenit a caliditate extranea materiam capillorum incinerante et ipsos faciente cadere sicut patet in convalescentibus a causone, et ex istis apparet quod non est diversitas inter actores de causis caniciei, si bene intelligantur.

Capillus Hipp., G., Av., Arist., Const. Q. s. alopecia, canicies, pilus, ptisis. — Quia de calore capillorum videtur contrarietas inter actores, quoniam Avicenna dicit quod color capillorum naturalis est color rubeus, Galienus dicit, quod citrinus, philosophus quod niger, notandum quod citrinum intensum est idem quod rubeum remissum, modo Avicenna per colorem rubeum intelligit citrinum remissum, quando philosophus dicit quod color naturalis est niger comparando ad suam causam materialem ex quibus sunt et sic patet solutio.

Caput Ras. Q. s. dolor, fluxus sanguinis narium, soda, sternutatio et vinum.

Caputpurgium Avic.

Caro Gal., Avic., Ras., Is., Arist. Q. s. frixio et natura. — Circa usum carnium in diversis temporibus notandum quod secundum Isaac de diaetis universalibus carnes calidae et siccae bonae sunt in hieme, in aestate vero illaudabiles, calidae et humidae in vere et in autumno sunt bonae, frigidae et siccae illaudabiles, licet a principio aestatis usque ad finem sint bonae, in hieme vero pessimae, sed carnes temperatae in vere et in autumno sunt laudabiles.

Carbunculus Ras. Q. s. corrosio.

Cartilago Hip., Av., Arist. Q. s. auris et os.

Caseus Avic., Is., Constant., Arist.

Castratum G., Is. Q. s. vita.

Cassia fistula Avic.

Catarrus Hipp., Gal., Avic., Arist. Notandum quod catarrus est una specierum reumatis, unde reuma dicitur quasi materia ruens et licet ista materia ruere possit ad omnia membra corporis et omnes aegritudines generare, quoniam si fluat ad linguam causat paralysim, si ad stomachum fastidium et nauseam, si ad pulmonem peripleumoniam, si ad diafragma pleuresim, si ad juncturas podagram artheticam, tamen quia communiter non ruit nisi ad tria loca scil. ad nares et tunc vocatur coryza vel ad fauces et tunc vocatur branchus vel ad membra pectoralia et tunc vocatur catarrus: ideo communiter non sunt nisi tres species reumatis: scil. coryza, catarrus et branchus. Catarrus inter omnes istas species est deterior quoniam ut plurimum causat vel pleuresim vel peripleumoniam aut squinantiam. — Secundo notandum, quod reuma quandoque causatur a causa calida humiditatem quae est in cerebro dissolvente et tale est periculosius quoniam est cum complexione contraria ipsi cerebro, quandoque vero causatur a causa frigida sicut ab infrigidato in substantia cerebri, et istud ut plurimum provenit per viam derivationis ideo est facilioris curae. Aliud quod provenit a causa calida ut plurimum est per viam congestionis cum disconvenientia particularium, ideo est magis periculosum. Q. s. balneum et coryza.

Causa G., Avic., Hali.

Causa antecedens Hali, G., Avic., Constant.

Causa conjuncta G., Avic., Const.

Causa primitiva Av. — Quia ex dixtis apparet quid est causa videndum est quomodo causa dividitur; unde causarum quaedam sunt causae in essendo sicut materia et forma, aliae sunt causae in fiendo, sicut efficiens et finis. Vel aliter, quoniam quaedam sunt causae intrinsecae sicut materia et forma, quaedam extrinsecae sicut efficiens et finis; vel quaedam sunt causae propinquae et quaedam remotae, vel quaedam sunt per se quaedam per accidens, vel quaedam est causa universalis, quaedam particularis, et omnes istae divisiones possunt adaptari et contrahi ad causas consideratas a medico quae sunt causae sanitatis, aegritudinis et neutri, quoniam causae quaedam sunt materiales sicut membra, humores et spiritus, quaedam efficientes sicut res non naturales, quaedam formales, sicut complexio et compositio, quaedam finales sicut virtutum operationes. Et· iterum causae sanitatis quaedam sunt efficientes, quaedam conservantes. Similiter potest dici de causis aegritudinis et neutri; sed causae aegritudinum aliter distinguuntur quoniam quaedam sunt primitivae seu remotae vel moventes non motae seu extrinsecae sicut in febre casus vel percussio, aliae sunt antecedentes seu propinquae vel moventes motae sicut putredo vel collectio humorum ad putredinem. Aliae sunt conjunctae vel immediatae sicut calor elevatus a minera putredinali quando inflammatur in corde. — Notandum secundo quod causae efficientes sanitatis sunt duplices: una enim est a principiis generationis seu a prima constitutione corporis humani ex suis principiis, et tales causae efficientes sunt priores natura et dignitate causis conservantibus sanitatem; aliae sunt causae efficientes sanitatis, quae vocantur causae curativae, unde causae curativae aegritudinis sunt sanitatem efficientes et istae sunt posteriores natura et dignitate causis conservantibus, unde tales melius debent appellari causae reductivae et de istis loquitur Avicenna non de aliis.

Caulis G., Avic., Serap.

Causon Hipp., G., Is., Arist.

Cauterium Av., Averr.

Celeste Hipp., G. s. Amand p. XLI, Avic. Q. s. aer.

Cerebrum G., Avic., Ras., Averr., Hali, Is., Const., Arist. Q. s. ebrietas, epilentia, frenesis, nervus, nucha, oculus, rete mirabile, somnus, spiritus et vinum et medulla.

Cepe Avic.

Cera G.

Cerussa G.

Cerotum G., Avic.

Cibus Hipp., Aph. I^a part., 17. Et quibus semel aut bis etc.; part. II^ae, 19: ubicunque cibus praeter naturam nutriat et II^ae part. 34: parum deterioribus et canon 20us I^i reg. acut.: a mala namque diaeta; G. s. Amand p. XLI und ferner: Cibus subtilis et calidus naturaliter non est bene attrahibilis sed necessarium est cibum esse grossum et viscosum ut utique permansibilis existat. Quicunque multum habent sanguinem calidis et humidis complexione indigent cibis, sicut et quicunque colericum, frigidis et humidis, et quicunque flegmaticum, calidis et siccis (libro de euchymia et cacochymia). Diversitas ciborum compositorum ex virtutibus contrariis est res novica valde cum prohibeat stomachum comprehendere cibum et retinere ipsum donec digeratur digestione completa (I^0 acut. cap. 3). Idem dicit III^0 acut. comm. 36. — Avic., Ras., Averr., Is., Constant., Arist. — Per quam naturam cibus nutriat multi diversimode opinantur; tamen dico, quod nutritio potest accipi dupliciter: uno modo pro actuali translatione cibi in substantiam membri et sic dico, quod cibus nutrit per suam materiam, quia materia cibi est illa quae digeritur et quae restaurat quod erat deperditum; alio modo potest accipi pro dispositionibus necessario requisitis ad nutritionem sicut est sapor dulcis. Tota species per quam cibus movetur ad membrum non nutrit per materiam sed per totam speciem. Si dicatur contra primam quaestionem, quod cibus restaurat, restaurare est agere, ergo cibi est agere sed hoc non est per materiam, immo per formam, ergo dico quod restaurare est nutrire et nutrire est vere pati et non agere sicut videre non est agere sed pati. Aliter potest dici quod cibus restaurat et nutrit per formam membri quam inducit non per cibi quam prius habebat, quia jam spoliatus est. Si quaeratur, in qua aetate plus competit de cibo dico quod in aetate pueritiae, quoniam pueri plus abundant in calore naturali, ideo pluri indigent nutrimento propter restaurationem deperditi et propter augmentum corporis etiam plus digerunt quia plus dormiunt et humidum ipsorum est plus resolubile, minus enim resistit calori naturali quam humidum aliorum in aliis aetatibus; etiam plus appetunt. Et per ista solvi possunt omnia in oppositum. Si quaeratur, quo tempore plus competit, dico quod in hieme, quia calor naturalis tunc fit fortior ad intra per antiperistasim, ideo pluri indigent nutrimento, etiam plus digeritur de cibo, quia somni longissimi, etiam major fit deperditio tunc quam in aestate licet sit occulta in aestate et magis manifesta in hieme, quia resolutio quae fit in hieme est a calore naturali, illa quae fit in aestate, a calore exteriori. Si quaeratur quo tempore morbi plus competit de cibo, dico quod in morbis datur cibus secundum longinquitatem vel propinquitatem status quia si status est propinquus et virtus est satis fortis in comparatione ad morbum non debet dari aliquis cibus, verum si detur, minus est periculosum dare in tempore longiori a statu, quam in statu vel tempore propinquo; si status sit remotus, tunc plus est dandum in principio morbi quia tunc natura magis fortis et minus infestatur morbo in augmento minus in statu. In statu nihil est dandum quia tunc natura agit in materiam morbi, et si administraretur cibus, diverteretur a sua operatione. Verum si vertus esset multum debilis tunc debet dari cibus in modica quantitate et subtilis, ut vertus sustentetur. Utrum multa cibaria in eadem mensa debeant dari? Dico quod non quia non comprehenduntur a stomacho et faciunt nauseam et subversionem in ipso, nec etiam pari ratione diversa cibaria, sicut nec multa ligna in igne. Quae cibaria primo debent dari vel subtilia vel grossa? Dico quod grossa, quia tunc fiet amborum aequalis digestio quoniam eodem tempore digerit calidum calidum forte sicut grossum sicut calidum debile subtile, modo in fundo stomachi est calor fortior quam in ejus orificio, in hoc casu tamen consuetudo est observanda. Cibus etiam qui magis appetitur est dandus licet etiam sit in se malus vel minus bonus, quia tunc stomachus ipsum magis appetit ideo melius digeritur et depuratur et sua malicia citius corrumpitur. De omnibus istis habes has auctoritates. Q. s. digestio, dormitio, epar, fames, fructus, somnus, stomachus, vinum, virtus et periodus.

Cibatio Hipp. (II° reg. acut. canon 21: qui enim semel vel bis comedere consueverunt), Avic., Ras., Is. Q. s. exercitium.

Cinis G.

Circuitus Hipp. (Aph. part. I. 19: his qui secundum circuitus exacerbantur etc.), G., Averr.

Cogitatio Av., Is. Q. s. imaginatio.

Cognitio Hali. Q. s. sensus.

Colera G., Av., Is. Q. s. fel, rigor, tertiana, vomitus, ydromel et crudum.

Colera rubea G., Av., Ras., Hali, Is., Constant. Q. s. aetas et flegmon.

Colera citrina G., Constant.

Colera nigra Hipp. Acetum coleram nigram adjuvat multiplicari (III° reg. acut. cap. 4. 6), Gal. Colera nigra est secundum duos modos: unus est a sanguine grosso qui assimilatur in venis sicut faex vini in vasis, secundus, cum colera citrina aduritur, et haec species est mala corrodens membra in quibus aggregatur (III° pronost. comm. 27). Avic., Ras., Is., Arist. Q. s. lepra et quartana.

Colera prassina Avic., Averr., Is., Constant.

Colerica passio Avic. Q. s. aqua et paralysis.

Colica G., Av. Q. s. aqua, dolor, ventositas, yleos.

Color G., Av., Averr. Q. s. egestio. — Notandum quod color potest accipi dupliciter: uno modo secundum se absolute et sic diffinitur: color est perspicuitas quae luce perficitur; alio modo potest sumi in comparatione subjecti in quo est et tunc diffinitur: color est extremitas corporis perspicui terminati. Alio modo potest sumi in comparatione ad subjectum cujus est objectum. Primo modo diffinitur sic: color est motivum visus sed activum lucidi. — Secundo notandum, quod color quandoque datur a materia sicut color agens in humidum denigrat ipsum et agens in siccum dealbat; quandoque vero datur ab agente sicut patet in chylo quoniam calor debilis agens in eum dealbat ipsum, quandoque ex parte medii, sicut apparet in aëre, qui aliquando apparet rubeus, quandoque purpureus, quandoque ex parte continentis, sicut sanguis fit rubeus, qui continetur in epate, qui est rubeus; quandoque datur a suo fine, sicut apparet in lacte, quandoque a tota specie sicut in cinere (?).

Collirium Averr.

Combustio G.

Confidentia G.

Conceptio Hipp. (Aph. part. V. 36: mulierem si vis scire si concepit et 41: quaecunque praeter naturam), Averr. — Hic oritur quaestio: quare mulieres quae multum cohabent non concipiunt. Respondeo quod duplex potest esse causa: una est quia propter frequentationem coitus matrix earum fit lubrica et ideo non potest sperma retineri immo statim facto evomit ipsum. Alia causa potest esse quia ad hoc quod mulier concipiat oportet ut ipsa emittat sperma quod sit bene digestum, modo tales mulieres non emittunt quia non delectantur in coitu, etiam ideo non delectantur quia cum emittunt illud est crudum et indigestum, ideo non concipiunt. Q. s. pinguedo et sterilis.

Confortatio Hali, Averr. Q. s. nutrimentum et odor.

Congelatio G., Av., Averr., Arist.

Contusio G.

Commixtio G. Q. s. dominium, membrum et purum.

Complexio G. Dignior modus complexionum omnibus est in quo non est dominium alicujus 4 elementorum sed omnia sunt mixta cum temperato et nullum superat alterum (libro de medicorum sectis). Multi medicorum et philosophorum judicaverunt quod complexio calida et humida sit dignior omnibus aliis modis complexionum et subdit infra et non dixerunt hoc nisi quia invenerunt corpora nostra quando sunt in existentia eorum naturali magis humida et magis calida corporibus mortuorum et plantarum (ibid.) — Oportet ut complexio in qua superat caliditas frigiditatem et humiditas siccitatem sit complexio pessima sicut narravit Hippocrates in 2ª divisione libri epidemiarum (ibid.). Av., Averr., Hali, Const., Arist. — Ex praedictis apparet quid est complexio quoniam sicut mixtio est respectu substantiarum elementorum sic complexio est respectu qualitatum ipsorum, unde potest sic dividi: quoniam complexionum alia est naturalis, alia non naturalis, naturalis quaedam est radicalis, alia fluens. Radicalis est illa quae resultat ex prima commixtione quattuor qualitatum in primis spermatibus repertarum, et ista est duplex, quia quaedam est materialis, et ista fluit et refluit et deperditur et restauratur ad deperditionem sui subjecti; alia est formalis, et ista manet una et eadem numero per totam vitam; fluens est illa quae resultat ex qualitatibus humorum in corde et aliis principalibus membris repertorum ex cibis et potibus provenientium. Et sicut complexioni radicali correspondet mixtio prima spermatum sic isti complexioni fluenti correspondet prima compositio membrorum. Et ista est duplex, quia quaedam est aequalis, quaedam inaequalis sive lapsa, et ista divisio etiam competit complexioni radicali suo modo. Complexio aequalis est duplex quia quaedam est realis, alia per intellectum. Duplex est et utraque vocatur complexio aequalis sive temperata, ad pondus una imaginatur quod elementa cum suis qualitatibus secundum eandem quantitatem veniant ad mixtum, et hoc est impossibile, quoniam in omni mixto terra habet dominium quantitative, alio modo quod tantum sit de uno secundum proportionem quantitatum de alio sic quod quantum active possunt agere in puncto tantum passive resistere et hoc etiam est impossibile quia tunc terrae mixtum non vinceretur nec haberet locum nec corrumperetur. Ergo temperata realis est complexio temperata secundum proportionem in comparatione ad operationes quae vocatur temperata ad justitiam. Et ista est triplex, quia quaedam debetur speciei, quaedam individuo, quaedam parti individui. Illa quae debetur speciei est duplex, quia quaedam debetur sibi per comparationem ad alias species secundum quod dicitur quod complexio speciei humanae est magis temperata quam cujusque alterius speciei. Alia est quae sibi debetur in comparatione ad se ipsam sub diversis tamen temporibus, aetatibus et regionibus sicut si dicimus quod complexio humana in vere et in regione temperata sicut infantia est magis temperata quam in aestate vel senectute vel in Aethiopia aut Hispania. Itaque quae debetur individuo etiam est duplex: una est quae sibi debetur in comparatione ad alia individua sicut Petrus est magis temperatus Camillo, alia est quae sibi debetur in comparatione ad se ipsum sub alia et alia regione et aetate existentem sicut Petrus est magis temperatus de mane jejunus quam de nocte quando bene haurivit. Illa quae debetur parti individui etiam est duplex sicut et aliae videlicet in comparatione ad alias partes, sicut vola manuum aut pulpae digitorum sunt magis temperatae quam cubitus vel pes, vel etiam in comparatione ad se ipsam sub aliis et aliis temporibus et aetatibus. — Complexio inaequalis sive lapsa est duplex: quaedam enim est simplex, quaedam composita. Simplex est illa, in qua dominatur una sola qualitas in comparatione complexionis ad justitiam et ista est quattuor modis secundum quod quattuor sunt primae qualitates potentes dominari in mixto. Composita etiam est quattuor modis secundum quod sunt quattuor combinationes quattuor primarum qualitatum et quaelibet istarum adhuc est duplex secundum quod reperiuntur in materia sicut in mixtis vel sine materia sicut in ipsis elementis. Complexio lapsa innaturalis est duplex, scil. simplex et composita et dividitur eodem modo sicut lapsa naturaliter, sed ista nunquam est a principio generationis suae radicalis, quia ut dicit Constantinus I° suae practicae vel pantegni, omnes nascuntur sani. Q. s. absolutum, aër, calidum, dolor, equale, membrum, operatio, putrefactio et temperatum.

Compositio G., Av.

Cotila G.

Consuetudo G. Res consuetudinis est res fortis valde et mutatio subita ad etc. ganz wie in Amand p. 63 Z. 8 v. u.; Av., Averr., Constant., Arist.

Consolidatio Hali.

Costa Avic.

Corruptio G.

Contrarium G. Medicatio fit per oppositum contrarietatis cum contrario (I° reg. acut. comm. 40). Idem dicit II° reg. acut. comm. 2. — Contraria contrariorum sanationes sunt (in libro qui introductorius medicinae dicitur cap. 3). Av., Averr., Hali, Is. Q. s. alteratio, dolor, manus, medium, natura et simile.

Constringens G.

Contractio G.

Convalescens Hipp. (Aph. part. II. 8: si ex aegritudine quis cibum etc.; part. II. 22: quibuscunque resurgentibus etc.), Av., Ras., Joh. Damascenus. — Circa istam materiam solet quaeri, quo regimine convalescentes debent regi. Ad quod dico quod tempus convalescentiae est tempus declinationis aegritudinis manifestae et tunc vel crisis fuit perfecta vel non perfecta. Si perfecta tunc habet tres latitudines: una quae propinquat ad statum aegritudinis usque ad 3^{am} diem inclusive, sic dico quod debet regi regimine aegritudinis et quod virtus adhuc est debilis ad latus oppositum scil. sanitatis, et sic dico, quod regi debet regimine sanorum, tamen cibi et potus debent esse boni chymi et facilis digestionis, sed ad latus medium regimen eorum debet esse partitum scil. partim aegrorum et partim sanorum, et istud regimen partitur multis modis scil. in hora, quantitate, qualitate, substantia ciborum et consuetudine cibandi in sua sanitate cujus divisio prudentiae medici relinquitur. Si vero crisis non fuit perfecta tunc facit recidivum et tunc debet regi regimine aegritudinis et de omnibus istis habes hic auctoritates.

Conveniens G.

Conversio G.

Cor G. (cfr. Amand p. XLII), Av., Ras., Averr., Hali, Is., Const., Arist. Q. s. arteria, calor naturalis, epar, ira, pectus, pulsus, sanguis, spiritus et tremor. — Hic solet quaeri, utrum cor sit membrum principalissimum in nostro corpore. De quo opinantur diversimode philosophi et medici, licet ista diversitas non noceat in opere. Ad quod dico, quod cor est membrum principalius inter membra omnia et radix omnium virtutum, licet manifestentur operationes aliquarum virtutum puta animalium in cerebro, naturalium in epate, et hoc solum provenit ex dispositione organi licet virtutem recipiat aliunde puta a corde, sicut omnes rami a radice, licet rami floreant et fructificent et non radix, tamen virtute ejus missa a radice hoc faciunt. Non plus ultra tracto hic de ista materia, quia in quaestionibus magis specialis descinditur veritas.

Corda G., Av., Ras., Averr.

Corallus Av.

Coryza Hipp. (Aph. part. I. 36: branchi et coryzae), G. Q. s. sternutatio, yera et catarrus.

Cornu Av., Arist. Q. s. epilentia et os.

Corrosiva G. Q. s. medicina corrosiva.

Corpus G. Q. s. cibus, sanies, febris, frigidum, operatio, pinguedo et pulsus.

Coytus G. Homines ultra modum libidine utentes deficiente spermate fundunt sanguinem (libro de spermate), Av., Ras., Averr., Hali, Constant., Arist. — Ex dixtis satis apparet quid est coitus et quibus competit et cum quibus et quando et quomodo. Sed propter dictum Averrois in auctoritate secunda oritur dubitatio: utrum competat in regimine sanitatis. Quod non — auctoritate ipsius; quod sic — quia corpus repletum alleviat etc. Dicendum quod in corpore temperato et corpus habentibus repletum et carnosum competit in regimine sanitatis, si coitus sit temperatus et tempore debito; sed extenuatis et colericis, etiam pueris, non competit aliquo modo, quia de facili ducit eos ad ethicam. Sed in quo tempore anni plus competit? Dico quod in vere eo quod tunc calor fortificatur ratione temperiei temporis, etiam tunc corpus magis abundat in humiditatibus superfluis propter humores aggregatos, in hieme etiam pori et viae sunt magis apertae et virtus fortis propter quod tales superfluitates citius et melius expelluntur in illo tempore quam in alio. Secundo dubitatur, quis magis delectatur in coitu, vel vir vel mulier? Dico quod mulier magis delectatur quam vir quia mulier delectatur ex motu sui spermatis ex vasis seminalibus ad matricem, secundo delectatur ex motu spermatis viri ad matricem, tertio delectatur ex motu ipsius matricis, vir autem solum delectatur ex motu sui spermatis in matricem. Alii dicunt quod mulier plus delectatur extensive, vir autem intensive. — Tertio dubitatur, a quo provenit delectatio in coitu? Ad quod dico quod duplex est delectatio in coitu: una est quae fit per contactum viri cum muliere et confricationem eorum ad invicem sine hoc quod emittant, et hoc provenit ex convenientia ipsorum ad invicem et haec delectatio est minor; alia est delectatio major in hora casus spermatis in matricem et hujus delectationis causa est multus motus spiritus cum spermate per ipsam vergam usque ad matricem et hanc delectationem juvat titillatio quam facit sperma in vasis et confricatio viri cum muliere. Sed quis magis appetit aut vir aut mulier? Dico quod mulier eo quod matrix est membrum sensibile in cujus orificio viget appetitus coitus sicut in orificio stomachi viget appetitus cibi et potus; viri vero non habent tale membrum et hoc apparet, quia matrix in hora coitus attrahit sperma sugendo, etiam si nulla fiat confricatio. Sed quis magis laedatur, si abstineat omnino a coitu? vel vir vel mulier? Dico quod mulier, quia per coitum fit de ipsis multa expurgatio superfluitatum, etiam sperma ipsius est impurius quam sperma virorum et citius convertitur in venenosam materiam, unde incurrunt multas aegritudines et multa alia. Q. s. amor hereos, appetitus, desiderium, femina, generatio, menstruum, nutrix, sperma, testiculus, virga virilis et vulva.

Cura G. In cognitione cujusque specierum curationis necessaria est etc. s. unter artificialis (II° reg. acut. cap. 37). Q. s. cancer, contrarium et particulare.

Cutis G., Av., Averr., Ras., Hali, Constant. Q. s. canicies, membrum, pilus et medicina exsiccans. — Hic dubitatur, utrum cutis sit membrum spermaticum. Videtur quod sic, quia membra spermatica si deperdantur non possunt regenerari, sed si cutis deperdatur non regeneratur, ergo etc. Oppositum arguitur, quia illud, quod regeneratur non est ex spermate, immo ex nutrimento cutis regeneratur, quoniam Rasis et alii actores docent medicinas cutem regenerantes, ergo etc. Dicendum quod cutis fit ex spermate non ex nutrimento, et hoc concedunt omnes auctores. Ad rationem in oppositum dico quod si cutis deperdatur non fit ejus regeneratio secundum veritatem sed loco ejus bene generatur aliquid sibi bene proportionabile quod intendetur cuti simile, non tamen est cutis.

Chylus Avic., Averr.

Chymus Gal., Constant.

Claudicatio Av., Averr., Arist.

Crapula Avic., Arist. Q. s. traulus.

Crassities G. Q. s. sanguis, macies et pinguedo.

Crispitudo G. Q. s. impetigo.

Clystere G., Av., Averr., Joh. Damasc. Q. s. adeps, colica, egestio.

Crisis Hipp. (Aph. part. I. 20): et quorum crisis fit; part. II. 12: quibuscunque crisis fit), G. Non est possibile in aliqua aegritudinum ut veniat in ea crisis in principio aegritudinis, cum ipsa sit salubris (II° regim. acut. comm. 45). — Quando properat natura ut faciat crisim, accidit in corpore inquietudo (ibid). — Digestio signat velocitatem crisis et fiduciam sanitatis (III° pronost. comm. 38). Av., Averr. Q. s. dies, aegritudo acuta, paroxysmus, septima dies, sexta dies, quarta dies, recidivum, signum, sudor et status. — Ex dictis manifeste apparet, quid est crisis et quantum ad quid nominis et quantum ad quid rei. Notandum quod in omni aegritudine materiali natura movetur triplici motu scil. motu digestionis, divisionis et expulsionis et duo motus ultimi vocantur crisis, cum dicitur quod crisis motus est velox etc. Sed quando crisis est completa tunc vocatur proprie motus expulsionis et tunc vel materia est mobilis naturam stimulans et tunc semper fit crisis in statu aut parum ante et in fine augmenti, aut materia est quieta et tunc quandoque fit crisis in declinatione, et sic sciendum quod sicut in judicio sunt tria sc. actus judicis, res judicata et personae, sic in crisi quae idem est quod judicium sunt tria videlicet commotio, alteratio et quies, quorum uterque ab actoribus vocatur crisis licet inter ista tria sit ordo dignitatis, quoniam commotio est dignior quam alteratio quoniam tunc fit fortis pugna, et ista semper fit in statu melius principio vel augmento. Deinde alteratio est dignior et ista fit in statu, deinde quies quae semper est in declinatione. Si quaeratur quae virtus magis laborat in tempore crisis, dico quod virtus animalis magis laborat passive quoniam omnes ejus operationes vel quantum ad actum primum vel secundum sunt impeditae, sed virtus naturalis magis laborat active, quia illa est quae digerit, movet et expellit materiam. Si quaeratur ex quo in crisi materia est digesta, quare fiunt mala sinthomata (symptomata), dico quod hoc est propter hoc quod illa mala materia spargitur supra membra sensibilia sicut cadit in sumpto veneno quod spargitur per membra quod facit vertiginem, scothomiam et hujusmodi mala accidentia. Si quaeratur quando debet fieri crisis, dico quod istud cognoscitur per signa ipsam praecedentia, propter quod sciendum, quod ista signa sunt quandoque occulta quandoque manifesta quandoque completa, sicut verbi gratia si in principio aegritudinis i. e. in primis sint signa occulta si post appareat intensior et quamvis spissior tunc sunt signa manifesta et si ulterius appareat hypostasis residens tunc sunt signa completa et occulta, ideo quando ista signa apparent manifesta in principio aegritudinis et fiet crisis in 5ª vel in 7ª die, unde si motus materiae sit fortis, tunc fiet crisis in die 4ª et hoc si morbus sit unius consistentiae et moveatur secundum motum lunae, quoniam luna movetur de 4° in 4um. Sciendum etiam quod ad hoc quod morbus sit bene ordinatus ad faciendum crisim completam, tria requiruntur: 1° quod tempora morbi sint distincta, 2° ut natura sit a materia stimulata, 3° quod natura non sit ab extrinseco in aliquo impedita. Sciendum etiam quod ad hoc quod fiat crisis completa sex requiruntur.

Crocus Avic.

Cronica G., Av. Q. s. dies et error.

Crudum G. Q. s. flebotomia et humor.

D.

Draco Av.

Dactylus (Dattel) Averr. (Dactili opilant epar et aperiunt opilationes pulmonis V° Colliget cap. de medicinis opilativis).

Debilitas G., Arist. Q. s. vacuum.

Deceptor Hali.

Decrepitus Av. Q. s. senex.

Declinatio Avic. Q. s. mors et somnus. Circa istam materiam solet quaeri, utrum aliquis possit mori in declinatione aegritudinis. Ad quod dico, quod duplex est declinatio scil. universalis et particularis. Universalis est illa quae est respectu totius aegritudinis et sic est unum temporum aegritudinis; particularis est illa quae respectu unius partis aegritudinis non cujusque sed partis notabilis sicut paroxysmus. Modo dico, quod in declinatione universali quantum est de se et ratione aegritudinis i. e. si morbus servet ordinem nunquam est possibile mori in tali declinatione quoniam tunc natura obtinet supra materiam aegritudinis, tamen per accidens i. e. si error contingat in regimine aegri aut recidivet aut alius morbus superveniat aut aliquid accidens laedens naturam sicut dolor in colica aut febris in variolis, tunc bene moritur infirmus, tamen in declinatione particulari sicut in magis subtiliter dicentes quod declinatio universalis est duplex: una formalis alia materialis; formalis vocatur respectu formae i. e. malae complexionis quae est in membro quoniam cum tota materia est evacuata, adhuc remanet mala complexio calida in membro et in tali declinatione nullus potest mori. Alia est declinatio materialis sc. quando una pars materiae est evacuata et alia non est; ista est duplex, quoniam vel ista materia evacuatur vi naturae et sic non est possibile mori, quoniam natura potest super totam materiam et super residuum nisi contingat error extrinsece, vel evacuatur vi morbi et tunc possibile est mori infirmum, immo ut plurimum moriuntur.

Decubitus G. Decubitus factus secundum consuetudinem non est significatio perniciosa quamvis etiam fuerit malus (ibid.). Q. s. principium aegritudinis. Nota quod dormire super dorsum ad malas praeparat aegritudines, sicut dicit Avicenna infra super dormitio, nullum bonum facit nisi erectionem virgae eo quod talis accubitus impedit digestionem et multam generat ventositatem.

Defectio G. Q. s. mery.

Delectatio G., Av., Averr., Arist. Q. s. cibus, coitus, dulce, genitalia et nutrimentum. — Hic oritur quaestio, utrum delectatio sit sensus rei contrariae vel rei consimilis. Quod rei contrariae — auctoritate tertia (nämlich propositione) Galeni. Contrarium auctoritate prima Avicennae (nämlich propositione welche lautet: nulla enim res quae non subito venit sentitur neque deliciae ex ea habentur l. I f. 2 cap. 33 de causis deliciarum). Ad quod dico, quod delectatio est sensus utriusque scil. rei similis et rei contrariae. Notandum tamen quod contrarium est duplex, scil. in forma et in effectu et eodem modo simile dicitur duobis modis; modo dico, quod delicia est sensus rei contrariae in forma, non tamen in effectu, immo est rei similis in effectu. Sed contra illud arguitur, quia dolor est sensus rei contrariae effective et formaliter, ergo delicia est rei similis et effectus erit similis. Item corpus temperatum nunquam delectaretur quia cum non sit distemperatum, nunquam reducetur. Dico ut his non obstantibus, sciendum tamen, quod delectatio est duplex: una est animae alia est corporis; prima dicitur delectatio simpliciter, alia concomitative, primae delectationis causa dispositionis est spiritus sensibilis vel animalis ut vult Avicenna VI° naturalium. Et ad hoc quod spiritus sit perfecte dispositus ad gaudium vel deliciam quattuor condiciones requiruntur: 1ª est ipsius spiritus multitudo, 2ª ipsius temperata complexio, 3ª ejus debita compositio, 4ª ejus claritas, et propter defectum istarum condicionum sunt quattuor genera hominum leviter tristabilia scil. convalescentes, febricitantes, senes, melancholici. Prima enim dispositio deficit convalescentibus, 2ª febricitantibus, 3ª senibus, 4ª melancholicis. Ista delectatio semper est rei similis et alia est delectatio rei corporalis scil. quando instrumentum corporale ex re delectabili delectatur sicut gustus in dulci etc., et de ista magis quaerit quaestio, unde quando corpus lapsum ad naturalitatem reducitur per contrarium tunc delectatur, propter quod sciendum quod in omni reductione tali sunt duo scil. contrarii, appositio et reductio ad naturam contrarii; appositio est causa accidentalis istius deliciae, sed in quantum est reducens est essentialis et per se non quidem mediata sed immediata causa est sensus hujus reductionis in fieri vel in facto esse. Per hoc ad objecta prius: dolor est sensus rei contrariae etc. Dico quod si causa et effectus ad idem referantur necessario si est contrarium in forma erit contrarietas in effectu, et si simile, simile; tamen si ad diversa referantur non oportet, modo sic est hic, quia contrarium refertur ad formam inductam et simile ad complexionem naturalem, unde delectatio est sensus rei contrariae formae inductae et rei similis complexioni naturali. Ad aliud dico, quod corpus temperatum licet non labatur intrinsece scil. a tempore vel aere, cibo vel potu, labitur ad contrarium suae dispositioni naturali ad quam cum reducitur delectatur.

Demonstratio G

Dens Hipp. (Canon 9 II' reg. acut.: proferendae dentibus), G., Avic., Hali, Arist. Q. s. fricatio, os et porrus. Nota quod dentes sentiunt non de se sicut neque alia ossa nisi in radice sua ratione nervorum et ligamentorum cum quibus radicantur et ligantur cum gingiva.

Desiderium G., Avic., Is., Arist. Q. s. coitus, stomachus, unctuosum et appetitus.

Desipientia G.

Deus G. Nos autem si Deus omnipotens hoc opus explere voluerit permittere opus inde singulare facturi sumus sc. de natura aëris (III° af. 17). Avic., Ras., Averr., Joh. Heb. Mesuë. Q. s. aegritudo, mamilla, natura et os.

Dies Hipp. (part. II 22 afor.: acutae aegritudines etc.) G., Avic., Ras., Averr., Constant. Q. s. crisis, aegritudo acuta, Hippocrates et periodus. — Ex dictis apparet quod hic est magis concordancia vocalis inter istas autoritates quam realis quia aliquando loquitur de die in communi, aliquando de die cretico. Notandum quod dies est duplex: quidam naturalis et iste continet XXIV horas et est tempus mensurans motum solis dum movetur ab oriente et ad eundem punctum revertitur quem motum perficit in XXIV horis, et istum diem quidam incipiunt a prima hora meridiei usque ad ultimam horam alterius meridiei, alii computant a media nocte, alii vero ab ortu solis, alii a primis vesperis usque ad secundas vesperas sicut ecclesia, et alii ab hora prima usque ad aliam primam sicut advocati, alii computant a prima hora accubitus in lecto propter sensibilem laesionem operationum sicut medici. — Alius est artificialis dies qui mensurat motum solis ab oriente in occidens, et iste dies plures vel pauciores continet horas secundum ascensum solis vel descensum ad nos licet in duobus aequinoctiis XII contineat horas. Alius est dies qui vocatur creticus et istorum duorum dierum quidam sunt necessarii, quidam intercadentes; necessarii sunt, qui currunt de 4° in 4um; intercadentes sunt qui currunt de 3° in 3um et omnes sunt impares, sed necessariorum quidam sunt pares, quidam impares. Primus par est 4us, primus impar est 7us. Adhuc dierum necessariorum quidam sunt nunciativi, quidam judicativi; nunciativi sicut qui sunt in mediis quadrae ut 4us, 11us, 17us, et omnium istorum dierum duplex est principium scilicet radix superior et influentia corporum coelestium specialiter ipsius lunae, et radix inferior scil. materia morbi. Dies intercadentes sunt a radice inferiori sc. materia morbi, ideo quotiens accidit crisis in eis est mala, quia fit motu morbi et non motu naturae. Dies vero necessarii sunt a radice superiori, ideo crisis facta in ea est bona, quoniam radix superior adhaeret viae uni et ordini uni. Notandum secundo, quod luna, etiam alii planetae, habent duplicem influentiam scil. communem et propriam; communis est quando influunt caliditatem, frigiditatem, humiditatem et siccitatem; propria est eufortunium et infortunium, et secundum utramque influentiam regulantur dies cretici et mensis et annus. Propter quod sciendum quod mensis est quadruplex scil. computistarum et Arabum, qui continet 29 dies et 12 horas, sed quia isti solentes computare in numero completo, attribuuntur uni mensi 31 dies, alii 29. Alius est mensis peragratinus, in quo luna peragrat totum suum circulum et 12 signa et iste continet 27 dies et 8 horas. Tertius est mensis manifestae apparitionis et est totum illud spatium temporis quo nobis apparet luna et iste continet 26 dies et 12 horas et iste mensis est minor aliis quoniam separatur a mense Arabum per tres dies et a mense peragrationis in 20 horis. Alius est mensis medicinalis, qui componitur ex duobus ultimis mensibus scil. peragrationis et manifestae visionis per resecationem 20 horarum quae attribuebantur mensi per medietates et per unius medietatis mensi alii attributionem, et sic mensis medicinalis continet 26 dies et 22 horas et per consequens dies (verbessernde Randbemerkung: septimana) medicinalis continet 6 dies 17 horas cum dimidia, et istum mensem invenerunt medici per experientiam eo quod invenerunt diem 20^{am} magis creticam quam 21^{am}.

Di(a)eta Hipp. Aph. part. I^{a}, 5: tenues et certae diaetae, et 6: ad ultimum tenuitatis et 7: in tenuibus diaetis peccant aegrotantes; II^{0} reg. acut. canon 20: mala namque diaeta. G. Diaeta subtilis cavenda est in sanis (I^{0} af. 5). — Infirmi diaetantur, ut nutriatur virtus, non morbus (I^{0} af. 9). Av., Ras, Averr., Joh. Damasc. Q. s. consuetudo, podagra et virtus. Notandum quod quidam est cibus subtilis et quidam est cibus grossus. Cibus subtilis dicitur tripliciter, quia vel est multi nutrimenti et boni chymi sicut sunt vinum bonum, aqua carnis, ova sorbilia, vel quia est pauci nutrimenti et boni chymi sicut sunt lac, vinum granatorum, syrupus julep et ptisana colata et similia, vel quia est pauci nutrimenti et mali chymi, sicut sunt pullus animalis et aviculae, quae sunt prope partum et similia. Similiter cibus grossus dicitur tripliciter: vel est nutrimenti multi et boni chymi sicut est caro agni animalis, caro capriculorum, caro vitulina 3 vel 4 mensium et vitella ovorum et similia, vel est multi nutrimenti et mali chymi sicut sunt caro vaccina antiqua, caro equina, caro pavonis, anseris, anatis et similia, vel dicitur pauci nutrimenti et mali chymi, sicut caseus salitus, carnes salitae, pisces saliti et similia. Secundo est intelligendum, quod diaeta dicitur quaedam grossa, quaedam subtilis et quaedam mediocris, ut dicit Avicenna in IV^{0} Canonis capitulo de cibatione febricitantium et digeritur respectu corporis temperati. Et est diaeta subtilis, quae virtutem minuit, mediocris quae custodit, grossa quae augmentat. — Tertio est intelligendum, quod mediocris habet latitudinem, quia quaedam est quae plus appropinquat ad grossam diaetam sicut carnes pullorum, aviculae parvae, ova sorbilia, pisces de aqua dulci et similia, quaedam quae deinde sed non tantum, sicut sunt collaticia pullorum, gruellum et vinum et similia, quaedam quae post ista sequitur vel appropinquat sicut sunt olera et spinarchia, boragines, lactucae, mica panis pluries lota et similia etc. Mediocris diaeta est quae tenet medium inter grossam et subtilem, sed si ista extendatur versus subtile habemus zuccarum, ros., viol, deinde 2° syrupum julep et vinum malorum granatum et similia; vere autem tenuis dicitur ptisana colata. — Notandum quod diaeta diversificatur ex 5: 1° ex parte virtutis secundum quod virtus est debilis vel fortis, 2° ex parte complexionis et compositionis corporis secundum quod corpus est colericum vel flegmaticum, rarum vel densum, 3° ex parte consequentium complexionem et ex parte aetatis et habitudinis secundum quod corpus est senex vel juvenile, macrum vel pingue, 4° ex parte aegritudinis secundum quod ipsa est longa vel brevis, 5° ex parte accidentium, quae debilitant virtutem, sicut sunt vigilia, augustia etc

Diabetes G. Diabetici multum sitiunt etc. ganz wie bei Amand p. 85.

Diafragma Hipp. (Aph. IV^a part. 11), G., Av., Is, Constant. Q. s. hanelitus et vulnus.

Dialecticus G., Hali: Galenus doctrinam dicit, ut invitaret nos ad addiscendum artem dialecticae et ut faceret nos scire quod impossibile est, comprehendere artem medicinae sine dialectica nisi sit homo excellentis naturae sicut fuit Hippocrates; nam bonitas naturae ejus et superfluitas sollertiae ipsius perduxerunt eum ut uteretur his doctrinis absque arte dialecticae naturaliter (I° tegni comm. 10), Const. Q. s, error.

Diarrhoea Hipp. Aph. IV. 32: febres quaecunque non deficientes etc et V. 12· a ptisi habito etc. et Aph. VI. 12: a diarria habito etc. G, Serap., Arist. Q. s. ptisis.

Dioscorides G.

Diuturnitas G.

Difficultas G.

Digestio Hipp. Aph. I. 21: digesta medicari, G., Av., Averr., Hali, Is., Constant., Arist. Q. s. aqua, calidum, cibus, coitus, crisis, epar, evacuatio, frigidum, hiems, nutrimentum, os, puer, signum, somnus, superfluitas et stomachus. — Notandum quod in secunda auctoritate (= propositione) ipsius Hali tangitur distinctio digestionis quae talis est· digestio est duplex: quaedam est juvativi, quaedam est nocitivi; prima dicitur proprie digestio, secunda dicitur digestio large, unde digestio prima diffinitur sic: digestio est perfectio a proprio et naturali calido ex oppositis passivis sc. frigido et sicco, quae recipiunt stimulationem (oder terminationem?) a calido et humido. Digestio secunda diffinitur sic: digestio est alteratio qualitatis vel substantiae accidentaliter ad contrarietatem mutatio, quoniam ut sic non est aliud nisi grossi subtiliatio vel subtilis ingrossatio et hoc quantum ad passivas, vel frigidi calefactio vel calidi infrigidatio quantum ad activas, et istae duae digestiones differunt ad invicem in tribus: in objecto, in fine et in efficiente; in objecto, quia materia primae digestionis est nutrimentum scil. digestionis secundae materia est superfluitas nutrimenti; 2° differunt in fine, quia finis digestionis primo modo est ut assimilet, sed finis digestionis secundae est ut expellat; 3° differunt in efficiente, quia efficiens primae digestionis semper est calor non quicunque sed calor naturalis; sed efficiens secundae digestionis quandoque est calidum naturale, quandoque calidum accidentale digestionis. Primo modo sunt tres proprietates: 1ª est quod semper procedit ingrossando et haec proprietas semper reperitur in digestione tertia quae fit in membris, et ideo illa sola dicitur proprie digestio, quoniam per illam sit facta assimilatio nutrimenti cum nutrito; 2ª proprietas est quae semper generat sibi simile in forma; 3ª proprietas est quae speciem transmutat, facit enim de non carne carnem et de non osse os, et utriusque digestionis est unum commune efficiens, puta natura ipsa, et unus finis communis utrique, puta sanitatis conservatio quae etiam est finis per se intenti omnium eorum quae conferuntur in materia.

Digitus G. s. Amand p. XLII, Avic., Arist., Constant.

Dilatatio G

Dilectio Avic.

Discipulus G., Constant. Q. s. puer.

Dissinteria Hipp. Aph. IV. 4: diss. si a felle nigro etc.; IV. 16: nigrae egestiones si a dissinteria; VI. 3 in longis dissinteriis; VII. 21: in colerico secessu etc., G., Constant., Serap. Q s. colera nigra et flegma.

Distinctio G.

Discordia G.

Disputatio G.

Dissolutio G. Q. s. puer.

Dislocatio Avic., Averr. Q. s. genu.

Diversitas G. Q. s. discordia.

Divinum G., Arist.

Doctrina Hali. Q. s nomen.

Dolor Hipp. Aph. IIa part. 9. quicunque dolentes etc.; II. 29: quorum dolores; VI. 5: dolores lateribus; VI. 7: dolores et tumores; canon 3: pro quibus assunt febres non mortiferae etc., G. s. Amand p. XLII, Avic, Ras., Averr., Hali, Const., Arist. Q. s. aborsus, apostema, delicia, flebotomia, narcoticum, oleum, pleuresis, solutio continui, ventosa et membrum. — De causis doloris quot sunt solet dubitari et esse controversia inter actores hujus artis. Ad quod dico, quod si quaestio quaerat de causis immediatis doloris quod non est nisi una causa in ratione efficientis videlicet mala complexio diversa quoniam illud est causa efficiens immediata doloris quod est per se objectum sensus cujus est dolor. Prima patet, quia dolor non est aliud nisi sensus rei contrariae, mala complexio est hujusmodi, igitur minor patet, quia mala complexio diversa corrumpit sensum vel laedit ut patet II° de anima: excellentiae sensibilium corrumpunt sensum. Secundo sic: illud quod habet rationem terminantis actum potentiae sensitivae illud est causa immediata illius actus, sed mala complexio diversa est hujusmodi, ergo etc. Major patet de se, minor patet, quia actus potentiae determinatur in apprehensione objecti vel ejus speciei, sed mala quantitas et excellens qualitas est objectum sensus, quoniam est de tertia specie qualitatis. Si vero quaestio quaerit de causa mediata, dico quod solutio continui potest esse causa et nullo modo immediata. Probo: quod est objectum per accidens alicujus potentiae non apprehenditur ab alia potentia immediate patet de se; solutio continui est hujusmodi, patet quia solutio est motus de genere quantitatis et non de genere qualitatis. Et hic notandum, quod illa sunt continua quae habent unionem quodammodo saltim in extremis, modo ad hoc quod potentia apprehendat objectum oportet quod sit proportio inter potentiam et objectum etiam inter organum et potentiam, et ista sunt declarata III° de anima, modo ista proportio est unio et continuatio quaedam; ideo qualitas excedens tollit illam proportionem seu unionem ipsam solvendo et facit dolorem in sensu non quod sensus apprehendat istam solutionem nisi per accidens sed bene apprehendit ejus actum scil. dolorem et isto modo posset dici quod solutio continui facta in membro per descisionem aut ab extrinseco est et sic talis solutio non est causa doloris nisi remota.

Dormitatio G., Const.

Dormitio Av., Ras., Averr., Arist.

Dubietas Hali.

Dulce G. Res dulces non conveniunt visceribus, quoniam in eis sunt apostemata aut lapideitas aut orificia venarum opilata (III° reg. acut. comm. 12). — Omnis humor dulcis fit ex qualitate (statt caliditate) non egressa etc. ganz wie bei Amand p. 88 Z. 2 v. u. Avic., Ras., Averr., Joh. Heb. Mes., Serap., Arist. Q. s. nutritio, opilatio, sapor et vinum. Quaeritur utrum dulcia habeant laxare vel constipare et quem humorem habeant plus generare. Respondeo sine argumentis ad primum quaesitum. Pro quo notandum. quod dulcia possunt dupliciter accipi: uno modo ratione suae complexionis et sic laxant quia dulcia sunt calidae et humidae complexionis, alio modo ratione suae substantiae et sic constipant quia attrahuntur a membris et ideo opilant poros et meatus. Alii dicunt aliter, quod dulcia opilant meatus epatis et splenis, sed ipsa laxant et aperiunt os ventris superioris puta stomachi et ideo simpliciter laxant. Ad secundum quaesitum dico quod dulcia in corpore temperato citius et magis convertuntur in sanguinem quia cum sanguine magis conveniunt sed in corpore laxo vel naturaliter vel accidentaliter ad complexionem colericam tunc citius et magis convertuntur in coleram et propter hoc non debent dari in febribus. Solet etiam quaeri: quare dulcia opilant epar et splen et tamen abstersiva sunt membrorum spiritualium? Ad quod respondetur, quod epar et splen attrahunt dulcia magis indigesta propter similitudinem sed antequam veniant ad pulmonem sunt digesta etiam quia venae vadunt largando ad membra spiritualia, sed ad epar et splen vadunt coartando, ideo ipsas citius opilant. Et si quaeratur a quo calore generantur dulcia vel a calore temperato vel excellenti dico quod a calore temperato in se, tamen a calido excellenti in comparatione ad corpus humanum et a calore interiori sicut in sanguine et exteriori sicut in uva et ficubus.

Durum G.

E.

Ebullitio G. Humores ebulliunt in aestate in febribus assiduis et quando fuerit ex colera nigra extinguitur eorum caliditas quadam extinctione (III° pronost. comm. 27).

Ebrietas Hipp. Aph. V. 5, Avic., Is., Serap, Arist. Q. s. somnus et vinum. Hic dubitatur utrum vinum temperatum cum aqua citius inebriet quam vinum purum. Videtur quod non, quia velocitas ebrietatis est propter vini fortitudinem ut apparet per Avicennam propositione 5ª. Oppositum dicit propositione 2ª. Dico quod ebrietas causatur ex multitudine vaporum, qui elevantur a vino ad ipsum caput ventriculos cerebri replentium et opilantium et ideo velocitas inebriationis provenit ex velocitate ascensus vaporum et isti vapores ascendere possunt velociter vel quia multi vel quia faciliter penetrant, modo vinum forte velociter inebriat, quia ex eo multi vapores elevantur, sed vinum temperatum ex eo quod vapores ex ipso elevati citius penetrant cujus signum est quod (in)ebriatus vino forti et grosso non ita cito curatur sicut ebriatus vino debili. Alii dicunt quod vinum temperatum citius inebriat quia ipso plus potat homo quam vino puro. Per hoc solvitur ad auctoritates Avicennae.

Effimera G., Avic, Ras., Is. Q. s. balneum, aegritudo acuta.

Egestio G. Egestio aquosa destructionem digestionis significat (II° pron. comm. 19). Egestio diversorum colorum significat quod aegritudines multae sunt in corpore quae indigent spatio multo donec digestionem suscipiant (II° pronost. comm. 42). — Qui assellat egestionem spumosam non sedatur in eo inflammatio quae est sub hypochondriis et facit accidere angustiam et inquietudinem. Av., Ras, Averr., Is., Constant, Joh. Heb. Mes. Q s. intestina et puer. Solet quaeri, utrum diversitas coloris in egestionibus sit malum signum. Ad quod dico, quod isti diversi colores vel veniunt in eadem sella vel in pluribus. Si in pluribus tunc aliquando est bonum signum aliquando malum, quia si color naturalis egestionis veniat in principio aegritudinis et post mutetur color egestionis versus statum in album, nigrum, cum aliis signis malis est malum signum; si mutetur in declinatione est bonum signum. Si vero multi colores sunt in eadem sella tunc si appareant post medicinam laxativam est bonum, si sine medicina vel apparet in principio aegritudinis et tunc est malum signum quia tunc veniunt illi colores vi morbi et signant multitudinem materiae. Si vero veniant post signa digestionis, tunc est bonum signum, quoniam signant bonitatem expulsivae et crisim perfectam.

Eger G., Avic. Q. s. accidens.

Egritudo Hipp Aph. I. 6: ad ultimas aegritudines; II. 34: in morbis minus periclitantur etc.; II. 10: medicari in valde acutis. Gal. De aptitudine egritudinum quae sanantur est ut recipiant egritudines digestionem (II° pronost. comm. 68). Omnis egritudo est composita ex principio, augmento, statu et declinatione (II° reg. acut. comm. 45). Quidam homines in tali constitutione viceversantur ut neque possibile sit eis exercitari ante cibum neque comedere in tempore congruo, hos autem impossibile est absque aegritudine permanere (libro de euchymia et cacochymia). Av., Averr. Q. s. accidens, aër, anathomia, apostema, crisis, estas, medicina, paroxysmus, principium aegritudinis, sudor, status et virtus.

Egritudo acuta Hipp., G., Av., Ras., Averr., Arist. Q. s. cronicum, egritudo cronica, sternutatio.

Egritudo cronica G. Q. s. exitura et vomitus.

Egrotativum Hali.

Elementum G, Av., Averr., Is., Arist. Q. s. aqua et conversio. — Elementum multis modis dicitur: uno modo idem est quod principium numeri et indivisibile in quolibet genere sicut unitas respectu numeri et punctus respectu lineae. Alio modo idem est quod id in quod aliquid resolvitur non primo et id a quo quid habet esse non primo et sic materia et forma elementum sunt compositi. Tertio modo est idem quod maximum in aliquo genere sicut mare dicitur elementum respectu aquarum. Alio modo elementum est idem quod minimum et simplicissimum in illo genere et sic accipitur hic elementum cujus diffinitio satis patet ex dictis, et ista elementa sunt quattuor cujus numerus potest probari per combinationes quattuor qualitatum primarum, quarum combinatio possibilis est quattuor modis, ut calidum cum sicco, calidum cum humido, frigidum cum sicco, frigidum cum humido; calidum cum frigido et siccum cum humido impossibile est combinari; ideo non sunt nisi 4 elementa. Sed de situ et ordine ipsorum est in universo sciendum, quod ista elementa eo quod sunt corpora simplicia post corpora coelestia, quae sunt simpliciter simplicia situantur et illa quae magis participant naturam simplicitatis magis corporibus assimilantur ideo post ipsa immediate ordinantur sicut ignis primo scil. in concavo lunae, deinde aër deinde aqua et postea terra, quia minus simplex. Vel de isto situ alia causa redditur et redit in idem, quod elementa quae habent plus de forma et minus de materia primo situantur sicut ignis deinde aer et post illa quae plus habent de materia et minus de forma sicut sunt aqua et terra. Aliter sumitur causa situs corporum videlicet penes loca in quibus sunt quoniam quia ignis est majoris virtutis et multum mobilis inter alia elementa majori loco indigent, sed major locus est concavum orbis lunae, ideo fuit ibi locus ejus et situs proprius. Et quia terra minus est activa et mobilis inter cetera elementa minori loco indigent et quia centrum est locus minor ideo fuit ibi ejus situs proprius et sic de aqua et aere comparate. Alio modo sumitur eorum situs secundum operationes secundas elementi quod omne leve movetur naturaliter sursum ideo locus ignis cum sit elementum magis leve est sursum, et quia omne grave naturaliter movetur deorsum et terra inter cetera elementa est gravior, idcirco ejus situs proprius est deorsum et sic de aqua et aëre comparate. Et ista elementa si accipiantur ut sunt principia constituentia corpus humanum sic sunt res naturales, et ut conservant corpus humanum sic sunt res non naturales.

Elephantia Av., Ras., Constant.

Elleborus G. Q. s. scamonea.

Embryo G., Averr., Arist.

Embrocatio Avic., Averr.

Emplastrum G. Emplastrum calidum infrigidat apostema calidum evacuando rem calidam (III° de compl. cap. 6).

Emigranea Avic., Constant.

Emitriteus G. Est autem periculorum sortitor emitriteus non solum stomachum et nervosa tangens membrorum sed et largitas inferius perforans linguam fortiter exsiccat (libro de typo).

Emorroys Hipp. (VI. 10), G. Emorroydas est impossibile esse sine apertione oris venarum in ano (VI° af. 2), Av., Const., Arist.

Epar Hipp. (VII. 50, 53), G. Epar impinguatur et magnificatur ex comestione rerum dulcium et ideo epar in eo qui nutritur ex comestione ficuum magnum valde et delectabile delectatione manifesta (III° reg. acut. comm. 13), Avic., Ras., Averr., Is., Arist. Q. s. digitus, dulce, embroca, fel, cor, flebotomia, opilatio, sanguis, stypticum, stomachus, urina et hydropisis.

Epiala Av., Is., Constant.

Epidemia G., Ras., Arist. Q. s. pestilentia. — Circa istam materiam primo quaeritur, a quo habet fieri epidemia. Ad quod dico, quod epidemiae quaedam sunt causae efficientes, quaedam materiales, quaedam sunt disponentes. Causae efficientes sunt duplices: quaedam sunt remotae sicut corruptio et corrupti attractio, aliae sunt remotiores sicut influentia corporum coelestium, aliae sunt remotissimae sicut conjunctio ipsorum. Causae materiales sunt duplices: quaedam sunt remotae sicut terra et aqua, quaedam propinquae sicut vapores mali elevati a terra et aqua. Causae disponentes sunt duplices: quaedam enim sunt aerem disponentes sicut raritas aeris vel subtilitas, quanto enim aër est subtilior tanto facilius recipit impressionem, et paludum aut cadaverum vicinitas; quaedam enim sunt corpora disponentes sicut sunt complexiones, quoniam complexio calida magis est disposita ad epidemiam aut malorum humorum et corruptorum repletio sicut sunt corpora mulierum quae sunt malis humoribus repleta et corruptis et pororum apertio, quoniam habentes poros apertos magis attrahunt de aere, ideo citius epidemia inficiuntur et citius moriuntur aut tardius vel nunquam liberantur. Ex quibus apparet quod colerici ratione complexionis et utentes malis cibis sicut fructibus ut mulieres magis i. e. citius laeduntur ab epidemia. Etiam apparet quod in autumno magis viget quia tunc aër est magis rarus et horae inaequales vertus debilior et major usus fructuum. Si quaeratur a qua influentia provenit, dico quod ab influentia generali, quae sunt caliditas, frigiditas, humiditas et siccitas et non a propria, quae sunt eufortunium et infortunium. Et si quaeratur, utrum ista epidemia possit impediri vel in se vel in suis causis, dico quod in causis efficientibus et materialibus non potest impediri sed in disponentibus bene et ideo dicitur quod epidemia impediri non potest sed ejus effectus bene purgando coleram in colericis et humores malos in repletis confortando cor et stomachum et alia membra principalia alterando aërem ad qualitatem contrariam et tunc impedietur quoniam nulla causa agens agit nisi in patiente disposito et ideo inaequalitas dispositionis est causa quare aliqui infirmantur et moriuntur et alii non. Si quaeratur quot sunt species epidemiae dico quod si aer corrumpatur in substantia et qualitatibus est major epidemia et universalis, in sui substantia ea tamen est alia species minus mala, si in qualitatibus ambabus est alia species adhuc minus mala, si in qualitatibus activis est alia minus mala, si in passivis est alia minus mala omnibus et sic sunt quinque species epidemiae.

Epiglotum G cfr. Amand p. XLII., Av., Averr. Q. s. decubitus.

Epilentia Hipp. Aph. II. 45, Gal. cfr. Amand p. 96 ergänze in der propositio: Ex pollice quidam vapor generatus etc. hinter scriptoris ascendente: ad cerebrum et ille sentiebat etc. ganz wie bei Amand; Avic., Ras., Averr., Is, Const., Serap.

Equale G., Avic.

Erectio Avic., Constant., Arist. Q. s. amor hereos et virga virilis

Error G. Divisio in cognitione intentionis scilicet etc. ganz wie in Amand p. 96. — Error medici super infirmum aut ex se ipso vel ex ministris, humores crudi et quando aegritudo est in membro difficilis sanationis sunt tres causae longitudinis aegritudinis (III° pron. comm. 13), Avic., Averr., Const.

Erugo eris Gal.

Estas Hipp. Aph. III. 7. 22, Gal., Avic, Joh. Mes., Arist. Q. s. flebotomia, tempus et vomitus.

Essentia Gal. Q. s. accidens et experientia.

Etas Gal. Primus terminus in declinatione corporis ad frigus est XXX anni et secundus terminus est XXXIV' anni (III° pron. comm. 27) Omnes aegritudines melancholicae multiplicantur in aetate quae sequitur aetatem status (ibid); Avic., Ras. Q. s. nutrire. — Notandum quod aliqui actores non ponunt nisi IV aetates et alii VII, quoniam illi qui non ponunt nisi IV, tres alias comprehendunt sub aetate adolescentiae. Secundo notandum est, quod aetas in communi non est aliud quam spatium vitae tamen in speciali potest aliud describi, quoniam aetas est spatium vitae animalis in quo corpus et virtutes crescunt et diminuuntur occulte vel manifeste.

Ethica (Hectica) Gal., Avic., Ras., Is., Serap. Q. s. balneum lac et ptisis.

Evacuatio Gal.: Si in ventre aut intestinis aut thorace putredo aut sanguis continetur perfecta evacuatio fortis fit secundum duos modos: scil per purgationem virtutis aut per flebotomiam (II° acut cap. 2). Virtus quando est fortis praecipit in evacuatione, et quando est debilis prohibet ab ea (II° reg. acut. comm. 42); Avic., Averr., Joh. Heb. Mes., Serap. Q. s. crisis, egritudo, flebotomia, digestio, sitis, somnus et virtus. — Notandum quod evacuationis duplex est hora scil. electionis et necessitatis; eam, quae est necessitatis, nulla causa excusat, sed eam, quae est electionis, sunt multae causae excusantes; quaedam enim sumuntur ex parte corporis evacuandi et istae sunt octo, scil. aetas, complexio, consuetudo, habitudo, ars, regio, tempus et hora. Quare nec pueri neque decrepiti debent evacuari neque habens complexionem temperatam aut valde debilem neque qui non consuevit nec valde extenuatus aut multum pinguis nec multum laborantes aut habitantes in regione calida vel frigida nec in aetate vel hieme nec in hora motus aegritudinis videlicet in hora paroxysmi. Aliae causae sumuntur ex parte humorum, et istae sunt duae scil. quando humor est crudus et indigestus, et propter hoc in principio non debet fieri evacuatio; 2° quando humor est in modica quantitate non debet fieri evacuatio. Quaedam etiam sumuntur ex parte accidentium quae superveniunt evacuationi sicut sunt mala symptomata, unde qui est consuetus pati talia postquam evacuatus erat, non debet evacuari. Eam quae est necessitatis faciunt esse necessariam VI causae, quae ad tres causas reducuntur; una est nobilitas membri, 2ª est furiositas et malignitas materiae; 3ª est timor accidentium, quae in his versibus continentur [dieselben fehlen im Text; es handelt sich wohl um die bekannten in der Schola Salernitana ed. de Renzi Bd. V p. 74 V. 2551 abgedruckten: Frigida materies congesta, cretica multa || Atque venenosa, prope membrum nobile missa || Temporibus nullis sunt arte repercutienda]. — Secundo notandum, quod evacuatio est duplex: una fortis quae eradicativa dicitur, alia debilis quae immorativa nuncupatur. Prima non competit in principio aegritudinis nec in paroxysmo aut in causis excusantibus superius nominatis, alia bene competit. Notandum etiam quod evacuatio dicitur fortis multis modis: aut quia multum evacuat et quia a longinquo aut quia cito et velociter evacuat, et per oppositum evacuatio dicitur debilis. Notandum etiam quod evacuatio est duplex: quaedam universalis vel quia a toto corpore evacuat vel quia omnes aut plures humores evacuat et isto modo dicitur, quod flebotomia est evacuatio universalis, alia particularis vel quia ab uno membro evacuat et ista nunquam debet fieri corpore existente plethorico vel quia unum tantum humorem evacuat.

Evaporatio Gal. Vaporatio propter calefactionem suam attrahit ad locum morbi ex sanguine plus quam resolvit ex eo, supple corpore existente plethorico et ideo subdit quod quando dolor non solvitur per evaporationem oportet ut totum corpus evacuetur forti evacuatione (II° acut. cap. 1). Averr.

Eventatio Avic., Hali.

Eunuchus Gal. In incisione testiculorum eunuchi assimilantur feminis. Sicut ergo feminae non canescunt causa suae humiditatis sic eunuchi non podagrisant, et ita erat in tempore Hippocratis, hodie non, quia filii hujus temporis vivunt in suavitate, luxuria et gulositate (VI⁰ af. 27); Ras., Arist.

Expulsio Gal., Avic. Q. s. intestinum et virtus expulsiva.

Experimentum Gal. De oppositione quorundam medicorum est quod illud quod experitur secundum quosdam homines et convenit aliquibus eorum quod conveniat omnibus, et inde est quod cadit diversitas et error supple inter eos (II⁰ reg. acut. comm. 39); Avic., Ras., Averr., Is., Joh. Heb. Mes., Arist. — Notandum quod triplex est experientia: quaedam est experientia quae est via ad artem, et de ista loquitur philosophus II⁰ posteriorum, quod ex multis sensatis fit una memoria et ex multis memoriis fit unum experimentum et ex multis experimentis fit unum universale, et talis experientia est principium artis et doctrinae, quoniam omnis doctrina et disciplina ex praeexistente fit cognitione etc. Alia est experientia quae est applicatio formae ad materiam et universalis ad particulare, et istud est per cognitionem causarum et relationem signorum cognitorum ad causas et habentes talem experientiam magis proficiunt, et de ista loquitur philosophus I⁰ metaphysicae. Alia est experientia, quae non est aliud nisi rei gestae vel in se usus frequentatus sicut coecus incedit per vicos consuetos sine ductore et tamen ignorat viam et tali experimento non est credendum.

Exercitium Hipp. I. 3, Gal. Non aegrotabit aliquis debile diaetatus et exercitatus si cum decet egerat et nullo moveatur forti motu super cibum; sicut enim est maximum bonum ad sanitatem exercitium ante cibum ita est nocivus omnis motus supra cibum (libro de euchymia et cacochymia). Avic., Ras., Averr., Is., Constant, Joh. Damasc., Arist. — Ex dictis apparet satis quid est exercitium et qua hora et quo tempore et quibus competit et quibus non et quomodo differt a motu et quid est vere exercitium et quid non. Sed circa divisionem ejus sciendum quod exercitium aliud est universale, aliud est particulare. Universale est illud in quo omnia membra laborant ut est ludus pilae et ideo istud a Galeno commendatur.

Particulare est illud in quo unum membrum laborat ut oculus in videndo, et quodlibet istorum dividitur quia quoddam est exercitium forte, aliud est debile, et quodlibet istorum dividitur quoniam forte dicitur vel quia velox vel quia multum licet sit lentum; similiter debile, vel quia parum vel quia lentum, et quodlibet istorum habet duplicem effectum in corpore nostro videlicet primum et secundum. Primus effectus est, calorem naturalem et spiritum augmentare et confortare; secundus effectus est impinguare, extenuare, unde repletus humoribus crudis calorem naturalem suffocantibus si exercitium injungatur secundum consuetudinem et vertutis tenorem calor naturalis confortatur, sicut ignis motus per flabellum et confortatus expellit illos humores vel per sudorem aut aliter vel insensibiliter resolvit et secundario corpus impinguat, quia calor naturalis sic confortatus se per membra dilatat et si ultra exercitetur calor naturalis sic dilatatus resolvitur et debilitatur et per consequens extenuat. Ex quo apparet, quod exercitium debile debetur extenuatis et forte repletis, in omnibus istis tamen consuetudo est observanda. Est tamen advertendum, quod exercitium temperatum dicitur hic ad justitiam videlicet quod est tale quod est conveniens cuilibet corpori et cuilibet membro et dicitur temperatum, aliter videlicet quod competit corpori temperato et est illud quod est medium inter forte, quae sunt extremitates exercitii superflui. Notandum etiam quod omne exercitium quodcunque fuerit illud potest comparari ad quietem sibi oppositam, et sic omne exercitium calefacit, vel potest comparari unum ad aliud et sic unum calefacit sicut temperatum, aliud infrigidat sicut superfluum, et illud quod calefacit aliquando calefacit essentialiter sicut illud quod calorem naturalem confortat, aliquando accidentaliter sicut superfluum forte velox multum eo quod calorem actualem causat. Secundo sciendum quod quodlibet exercitium potest accipi dupliciter scil. in fieri et non calefacit, et in facto esse et sic quandoque calefacit scil. quando est temperatum, quandoque infrigidat scil. quando est superfluum.

Exemplum Averr., Arist.

Extenuatio Gal., Avic., Averr., Serap. Q. s. macies.

Expositio Gal.

Extrema corporis Hipp. I. 7; Gal. Extrema corporis facile infrigidantur, quando advenit ori stomachi laesio aut ex fame longa aut quando advenit ei aliqua mordicatio ex colera (II⁰ regim. acut comm. 44) Is, Arist

Extremum Avic.
Extensio Avic.
Exitura Avic.
Excoriatio Gal., Avic Q. s intestina, cutis et exitura.

F.

Facies Hipp. (I° pronost. canon 1), Gal., Avic., Averr., Ras., Arist. Q. s tortura.

Faba Gal., Avic, Is.

Fantasia Gal., Avic., Constant

Fames Hipp., Gal, Avic., Ras, Averr., Serap., Arist Q. s. puer, frigidum, vigilia, abstinentia.

Farmacia Hipp., Gal. (vergl. Amand p. XLII), Averr. Q. s. flebotomia et sitis.

Fastidium Avic. Q. s. flebotomia et somnus.

Febris Hippocr. Aph. III. 1, Gal. Febris est per alterationem caliditatis innatae ad calorem extraneum (I° acut. cap. 3). Idem etiam dicit libro suo de sententia medicorum sive credulitate Galeni intitulato. Q. s. apostema, aqua, effimera, ethica, egritudo acuta, flebotomia, fluxus sanguinis narium, interpolatio, lingua, paroxysmus, periodus, purum, rigor, senex, synocha et vinum. Avic., Averr., Hali, Constant., Arist.

Febris composita Gal. Primo oportet cognoscere febres simplices, deinde compositas (II° de crisi cap. 7). Febris composita et continua ut interpolata est difficilis cognitionis (ibid.). Ad cognitionem febris compositae non pervenit homo, qui est debilis in scientia (ibid. cap. 9). Quando febris unius generis componitur possibile est secundam ingredi antequam prima sumatur (ibi cap. 10). Avic., Serap. Q. s. emitriteus et singulare.

Febricitans Hipp. Aph. I 16, Gal., Ras., Arist. Q. s. balneum, cibus, fructus. — Circa divisionem febrium sciendum quod febris est duplex: quaedam est in qua aegritudo per se, quaedam est quae est accidens alterius aegritudinis sicut febris quae oritur ex apostemate. Febris quae est morbus per se est duplex: quaedam enim est simplex sicut illa, quae fit ex una materia vel ex uno humore tantum; alia est composita sicut illa quae fit ex materia composita. Illa quae est simplex dividitur secundum divisionem materiae, in qua fit, quoniam quaedam est febris quae fit in spiritibus, quae vocatur effimera, alia in humoribus, quae vocatur putrida, alia in membris, quae vocatur ethica. Febris effimera dividitur ad divisionem causarum ex quibus fit quae sunt multae scil. putrida dividitur quia quaedam fit pestilentialis sicut ex corruptione aëris quae epidemia vocatur, et de ista dictum est super epidemia. Alia est sine corruptione aëris et ista est duplex, quia quaedam est syncopalis et quaedam non syncopalis. Non syncopalis est duplex, quia quaedam est erratica, quae fit cum variatione, et ista est quadruplex secundum quod sunt quattuor humores. Quaedam enim causatur ex sanguine et vocatur sanguinea, alia ex colera et vocatur tertiana, alia ex flegmate et vocatur cotidiana, alia est ex melancholia quae vocatur quartana. Sanguinea est duplex, quia quaedam fit ex multitudine sanguinis et vocatur synocha, quaedam fit ex putrificatione sanguinis, quae vocatur synochus, et ista est triplex, quia quandoque fit major putrefactio quam resolutio et vocatur augmastica, quandoque minus resolvitur quam consumatur et vocatur epaugmastica, quandoque tantum resolvitur quantum consumitur et vocatur omothena. Alia quae fit ex colera est duplex: quaedam enim fit ex colera naturali, alia ex colera innaturali. Quae fit ex colera naturali est duplex, quia illa colera putrefit extra venas et sic est tertiana interpolata, vel putrefit intra venas et hoc est dupliciter, quia vel nocet magis ratione putrefactionis et sic est tertiana continua vel ratione inflammationis et sic est causon, licet causon quandoque generetur ex flegmate salso putrefacto intra venas propinquas cordi. Illa quae fit ex colera innaturali potest dividi in duas species, scil. in continuam et interpolatam secundum quod illa materia potest putrefieri intra venas vel extra venas. Illa quae fit ex flegmate est duplex, quia vel fit ex flegmate naturali et ista est duplex, quia vel illud flegma putrefit extra venas et tunc est cotidiana vera vel putrefit intra venas et tunc est cotidiana continua; vel ex flegmate innaturali et sic est cotidiana non vera, et ista potest dividi in quattuor secundum quod sunt 4 species flegmatis, et quaelibet istarum potest dividi in duas species, quia vel fit putrefactio intra venas vel extra venas sicut prima species flegmatis. Quartana est duplex, quia vel fit ex melancholia naturali et sic quartana vera vel ex melancholia non naturali et sic est quartana non vera, et ista dividi potest in quattuor secundum 4 modos melancholiae innaturalis, et quaelibet iterum in duos modos, quia vel putrefit intra venas et sic est quartana continua vel extra et sic est quartana interpolata Illa quae fit ex communi variatione quae erratica nominatur est duplex: quaedam fit cum variatione accidentium et ista est triplex· una in qua interiora frigescunt et exteriora calent, ut in epiala, alia e contrario, ut in lipparia, et quaedam fiunt cum variatione paroxysmorum et istarum ut plurimum causa est flegma. Febris syncopalis est triplex: quaedam est syncopalis humorosa, quae fit ex humoribus grossis et crudis existentibus circa os stomachi et membra spiritualia Alia est syncopalis minuta, quae fit ex humoribus colericis circa os stomachi et membra spiritualia contentis. Alia est diurna vel nocturna quae est ex humoribus grossis circa epar et intestina contentis et ista, ut dicit Avicenna, est pejor aliis quia est cum disconvenientia particularium. — Febris composita est triplex, quia vel fit compositio earum, quae sunt sub genere relato sicut putrida cum effimera vel ethica vel earum quae sunt sub genere propinquo sicut tertiana cum quartana, quia utraque est putrida, vel earum quae sunt sub eadem specie sicut duplex tertiana, duplex quartana. Et istae compositae putridae sunt triplices: quaedam enim sunt subintrantes sicut illae febres, quarum paroxysmi et interpolationes non immediate subsequuntur sed mediate. Aliae sunt concomitantes scil. quarum paroxysmi et interpolationes simul sunt, et de istis est emitriteus, cujus sunt IV species: una videlicet ex cotidiana et tertiana interpolatis, alia ex cotidiana interpolata et tertiana continua, alia ex cotidiana continua et tertiana interpolata, alia ex utraque istarum. Continua ethica est duplex: quaedam est sine febre quae vocatur ethica senectutis, alia est quae est febris et istius sunt tres species secundum quod sunt tres humiditates in membris scil. ros, cambium et gluten. Prima species fit in prima humiditate et est difficilis cognitionis et facilis curae; secunda species fit in secunda humiditate, quae mediocre se habet; tertia species fit in tertia humiditate quae fit facilis cognitionis et difficilis curae, et licet ante istas tres humiditates sit alia humiditas tamen febris quae generatur in ipsa reducitur ad putridas

Fel Hipp. Aph. IV. 24, Avic, Ras., Averr., Arist. Q. s coleram et colyrium.

Femina Gal., Avic., Ras, Constant., Arist. Q. s. masculus. — Quaeritur quis sit calidior vel femina vel vir? Arguitur quod femina, quia plurimum crescunt ergo habent plurimum calorem innatum. Item habent pulsum velociorem, quod attestatur caliditati. Item aliquae sunt audaciores viris, ergo etc. Ad hoc dicitur quod comparando totum genus hominum ad totum genus feminarum quod homo est calidior quam femina, quia vir concipitur in dextra parte matricis, mulier in sinistra, modo dextra calidior est sinistra; tamen comparando aliquam mulierem ad aliquem virum dico quod hoc est vel quantum ad complexionem radicalem, et sic vir est calidior femina, quia vir generatur ex calidiore semine quam femina, vel quantum ad complexionem fluentem, et sic aliqua femina potest esse calidior aliquo viro, quia potest habere stomachum et epar calidiora. Alii dicunt quod vir est calidior muliere quacunque quantum ad membra in quibus fit distinctio sexus scil. quantum ad testiculos, et istud sufficit. Ad objecta „quoniam plurimum crescunt etc." verum est si hoc fiat ex fortitudine agentis scil. calore; si vero ex obedientia materiae, non oportet modo sic est quod mulieres crescunt plurimum non propter potentiam agentis sed propter obedientiam materiae. Ad aliam (scil. argumentationem) „velocitas pulsus" etc. verum est si fiat propter necessitatem scil. propter refrigerationem caloris, sicut fit in viris et febricitantibus; si vero fiat propter virtutis debilitatem sicut in mulieribus non oportet. Ad aliam dico, quod audacia attestatur super caliditatem complexionis fluentis et non radicalis. Vel dicitur quod femina non est audacior sed furiosior viro, quia audacia fit cum deliberatione, furor sine deliberatione, modo mulier minus deliberat quam vir.

Fetor Gal, Avic., Ras., Averr., Arist. Q. s. egestio, hanelitus, humor, stercus. — Quaeritur, a quo causatur foetor. Ad quod dico cum Isaac in „de diaetis universalibus", quod causatur a multa humiditate et calore extraneo. Sed contra, quia in leprosis est multa humiditas in principio et tamen minus foetent; etiam caprae sunt magis humidae quam hirci, sed hirci magis foetent, ergo etc. Dico quod quando humiditas est multa et calor fortis non potens depurare nec fumos resolutos expellere propter densitatem cutis fit in humoribus multa commotio et ebullitio ex quibus causatur foetor et ideo licet caprae sint magis humidae hircis, in eis tamen non est calor ita fortis faciens humorum ebullitionem et habent cutim magis raram per quam fit fumorum expulsio et hoc patet quia hirci quando moventur ad coitum magis foetent propter calorem augmentatum in eis et per hoc patet ad objectum secundum. Ad primum de leprosis dico, quod in fine in leprosis est major humiditas extranea quam in principio, ideo tunc magis foetent, sed in principio est major humiditas naturalis, ideo tunc minus foetent.

Fetus Hipp. Aph. V. 9,40, 54. 55; Avic., Constant., Arist. Q. s. aborsus, menstruum, matrix, partus.

Fex Gal., Avic., Is. Q. s. intestinum.

Figura Avic.

Finis Avic., Arist.

Fistula Gal., Avic., Ras. Q. s. ulcus.

Fissura Ras.

Folium Avic, Arist.

Formica Avic., Ras., Constant., Arist. Q. s. ovum.

Furcula Avic.

Furfur Avic., Ras., Serap.

Flegma Hipp. Aph. VII. 28, 52; Gal., Avic., Ras., Averr., Hali, Isaac, Constant., Arist. Q. s. sanguis, somnus et vermis.

Flegmon Gal. Q. s. herisipila.

Flebotomia Hipp., Gal., Avic., Ras., Averr., Hali, Isaac, Serap., Joh. Damascenus. — Ex dictis actorum satis evidenter apparet quid est flebotomia et tempus et horam faciendi ipsam, quae prohibent, juvamenta et nocumenta etc., quae ex ipsa proveniunt, quomodo etc. fit, quandoque per se scilicet ut evacuet et quandoque per accidens scil. ut divertat etc. de qua vena et in quibus casibus et de judicio sanguinis postquam fuerit extractus. Sed quia vulgares quattuor quaestiones communiter faciunt quas habent determinatas et tenent ut articulum fidei, videndum est de ipsis: 1ª quaestio est, an tempore pluvioso vel non sereno debeat fieri flebotomia vel magis tempore sereno; 2ª: an aliquis raucus debeat flebotomari; 3ª an post flebotomiam scil. in die competat somnus; 4ª an post flebotomiam debeat minus potari solito vel plus. Ad primam quaestionem respondeo quod in tempore pluvioso ceteris paribus electione etiam supposita horae flebotomia est bona, quia cum flebotomia evacuet omnes humores, illa hora est magis compotens in qua melius eos potest evacuare, hoc est in tempore pluvioso vel aere non sereno quoniam tunc humores magis moventur et commiscentur cum sanguine, tempore sereno magis sunt quieti et minus commixti et ideo minus evacuare possumus per flebotomiam. Ad 2am quaestionem respondeo et dico quod raucedo quandoque provenit ex sola siccitate cannae pulmonis sine humoris vitio et tunc flebotomia non competit quia ex quo nulla est causa quam oporteat evacuare patet quod ipsa non competit; quandoque raucedo est cum humoris vitio et tunc vel fit ex humoribus calidis et siccis et tunc dico quod competit flebotomia quia nulla materia evacuatur per flebotomiam et membrum infrigidatur. Si vero fit ex humoribus frigidis vel sunt in fluxu sicut contingit in rheumate et tunc non debet fieri flebotomia et isto casu multi flebotomati perpetuam raucedinem incurrunt. Si vero sit a materia mala inclinatione, non est timendum facere flebotomiam propter alium casum quam propter raucedinem licet tunc cura raucedini non competat. — Ad 3am quaestionem dico, quod somnus non competit post flebotomiam immediate scil. per unam horam post aut duas horas, quoniam ut dicit Avicenna, sequeretur membrorum confractio videlicet propter reditum caloris et spiritus ad intra, in somno exteriora infrigidantur, etiam flebotomia infrigidat, ex quibus sequitur membrorum confractio, tamen post duas horas competit somnus, quia digestionem fortificat et calorem naturalem dispersum per flebotomiam coadunat nec est aliquod periculum nisi quod vulnus aperiatur ideo brachium oportet bene ligari. Cavendum tamen est quod somnus non sit multum prolixus quia tunc nocet magis. — Ad 4am quaestionem Isaac contradicit aliis ut patet in littera. Dico tamen quod tam cibus quam potus debet minui die flebotomiae. Ad illud quod dicit Isaac respondeo, quod illi non consueverant bibere vinum sicut in Flandria, ideo die flebotomiae bibant et hoc est bis faciendum ad confortationem virtutis. Aliae duae quaestiones fieri solent scilicet utrum oporteat ambulare ante flebotomiam vel facere in exitu lecti sicut communiter faciunt lumbarii et utrum sanguis quando est in patella quanto magis est rubeus tanto melior vel deterior. Ad primam quaestionem dico quod colericus vel sanguineus habens poros apertos non pinguis non debet ambulare ante flebotomiam immo melius est in exitu lecti vel cito post flebotomari; sed flegmaticus aut pinguis aut habens opilationem pororum sicut sunt mulieres communiter debent moveri ut sanguis motus melius commisceatur cum aliis humoribus evacuandis, sed alii motu non indigent quia sunt humores subtiles et habiles ad exitum. Ad 2am quaestionem dico quod sanguis quanto est rubicundior non est melior licet etiam non sit deterior: causa est quia signat caliditatem excedentem in corpore, quoniam naturaliter flegma currit cum sanguine per venas ideo aliquantulum de flegmate debet esse mixtum cum sanguine Hier ist der Copist an eine frühere Stelle unter die Citate aus Johannes Damascenus gerathen und führt aus dessen Aphorismen einige (25, 126 u. 127) an. Q. s. arteria, minoratio, pleuresis, sanguis, vena et ventosa.

Flos Avic.

Fluxus sanguinis Hipp. Aph. VII. 9, Gal., Avic., Serap.; q. s crisis, dolor, flebotomia, nares, sanguis et ventosa.

Fluxus ventris Hipp. Aph. part. II. 14; Gal.: De aptitudine acutarum aegritudinum est ut in eis fiat crisis per fluxum ventris (II° pronost. comm. 66); Avic., Averr.; q. s. aborsus et flebotomia.

Flamma Gal., Arist.

Fractura Avic., Averr, Is.; q. s. os.

Frenesis Gal., Avic.; q. s. lingua et os.

Fricatio Gal, Avic., Averr., Constant., Arist.; q. s. senex.

Frigidum Hipp (V^{a} part. af. 17. 18), Gal., Avic., Averr., Hali, Is, Arist.; q s calor, congelatio, desiderium, extrema corporis et pinguedo Solet dubitari utrum frigidum sit instrumentum naturae Ad quod potest dici multis modis: 1^{0} quod non est instrumentum viventibus eo quod vita stet per calidum et humidum sed in non viventibus bene eo quod frigiditas est instrumentum aquae sicut caliditas ignis. Aliter dicitur quod frigidum simpliciter non est instrumentum naturae sed bene frigidum in respectu i. e frigidum remissum. Aliter dicitur quod frigidum per se non est instrumentum naturae quia sic est mortificans tamen per accidens bene eo quod sicut calidum movet materias ita frigidum removet formas. Aliter dicitur quod frigidum quantum ad actum primum qui est in frigiditate non est instrumentum naturae tamen quantum ad actum secundum, qui est condensare adunare membrum, bene, quoniam sic est instrumentum virtutis expulsivae.

Frixio Avic.

Frons Avic.. Arist.; q. s. mors.

Fructus Gal., Avic., Ras., Is., Arist.; q. s autumnus, nutrimentum, ponticum et sanitas.

Frumentum Averr.
Fundamentum Gal.; q. s. os.
Fumus Gal., Is.; q. s. aborsus, flebotomia et jectigatio.

G.

Galenus Gal., Avic., Averr.; q. s. sperma et Ypocrates.
Gallina Avic., Is., Serap.; q. s. ovum.
Gargarisma Avic.
Gariofili Ras.,
Gaudium Gal., Avic., Ras., Averr., Isaac, Constant., q. s. spiritus et accidens.
Generatio Gal., Avic., Arist.; q. s. conceptio et virga virilis.
Genitalia Gal.
Gemini Hipp. (Af. part. V. 39), Avic., Arist.
Genu Avic.
Gilbositas Ras., Serap.
Gingivae Avic.
Glandula Avic., Ras.
Glaucoma Avic., Ras., Arist.
Grando Avic.
Grana Avic.
Granatum Gal., Avic., Averr., Arist.
Gravitas Gal.
Gradus Gal. (bei Amand p. 138 Z. 19 v. u. schalte hinter probabilem das Wort scilicet ein); Avic., Averr. — Notandum secundum Jacobum Alkindi: gradus est sextupla portio vel aliqua sub multitudine proportionatarum consequentium et subsequentium; secundum Constantinum gradus est expressus (soll wohl heissen: excessus) qualitatis sensu determinabilis. Secundo sciendum, quod gradus sunt quattuor: 1us gradus est qui apprehenditur a sensu, vel qui immutat sensum licet imperceptibiliter, 2us qui immutat sensum secundum delectationem vel adaequationem, 3us qui immutat cum laesione, 4us qui immutat cum destructione, unde habes versus: Primus dicatur, in quo sensus dominatur || Sensibus aequato gaudet natura secundo || Tertius excedit, cum quarto vita recedit. Et quilibet gradus habet latitudinem in se tres mansiones continens, videlicet 1am, 2am et 3am, secundum quas aliquid dicitur esse

calidum vel frigidum in 1° gradu in principio 1' vel in medio vel in fine et ita de aliis gradibus. Ex quibus apparet quod licet isti gradus diffiniantur per proportionem decuplam vel dimidiam, quod non potuerunt esse nisi quattuor, licet illae proportiones sint infinitae in se, quoniam isti gradus distinguuntur penes immutationem quam faciunt in sensum vel in corpus humanum, cujus immutationis tota latitudo comprehenditur sub istis 4 gradibus, et ideo isti gradus ponuntur in gradu complexionis respectu temperatae ad justitiam et non penes temperatam ad pondus, quoniam si esset dare non esset illam ponere quartum gradum, quoniam ipsa nunquam corrumpetur, et quia inter omnes complexiones complexio humana est magis temperata, ideo in comparatione ad ipsam omnia ponuntur in gradu. Si quaeratur quare calida in 4° gradu sicut piper, allium non interficiunt cum sint magis activa et tamen frigida in 4° gradu sicut opium, mandragora interficiunt et sunt venena· dico, quod frigida a tota specie et ratione complexionis in quantum frigida inimicantur naturae nostrae, calida vero non, ideo ista non corrumpunt, illa vero bene, propter quod sciendum, quod actio quandoque fit ratione qualitatis sicut calida agunt in quantum calida, quoniam ignis agit in quantum calidus non in quantum ignis ut patet in „de sensu et sensato", quandoque ratione substantiae, sicut humida inducunt dolorem non per complexionem sed per distensionem quam faciunt in membro, et ideo per hunc modum ponuntur in 3° et in 4° gradu, quandoque a tota specie sicut venena calida, quandoque vero a complexione et a tota specie simul, sicut frigida in 4°, quae a tota specie contrariantur vitae. Utrum vero quantitas augmentet gradum, majoris indiget perscrutationis. Ulterius notandum, quod licet mutatio quam facit 1us gradus sit imperceptibilis quantum ad potentiam receptivam, est tamen perceptibilis quantum ad potentiam objectivam, et licet 2us sit adaequatus potentiae quantum ad formam non tamen est adaequatus in puncto et ideo sensus gradus adhuc immutat.

Gutta Gal

Gustus Gal, Avic, Averr, Const, Arist.; q. s. lingua et odor.

Glutinativa Gal, Avic

H.

Hanelitus Gal., Avic., Averr., Is., Arist.; q. s. asma, inspiratio, pleuresis, singultus, spiritus et sternutatio.

Herba G, Av., Averr., Is., Joh. Damasc.; q. s. siccum.

Herisipila Gal., Avic.

Hermodactyli Avic.

Hiems Hipp. Aph. part. I. 15; III. 12, Gal., Avic., Ras., Averr., Joh. Heb. Mes., Joh. Damasc., Arist. — Hier fehlt in dem Codex ein Blatt mit dem Schluss des Artikels hiems und den Artikeln (h)olus und homo sowie dem Anfang des Artikels

Humor Avic., Hali, Constant., Arist.; q. s. balneum, calor naturalis, dolor, evacuatio, flebotomia, hiems, melancholia, purgatio et sanguis.

Humiditas[1]) Gal. (verbessere in Amand p. 144 Z. 8 v. u. mater statt materia) Avic., Averr., Hali. Q. s. aqua, attractio, calidum, estas, flegma et medicina. — Ex praedictis satis apparet notificatio humoris per diffinitionem. Sed ad ejus divisionem notandum quod loquendo in communi pro omni eo quod existit in corpore nostro quod est liquidum frigidum sic dividitur humor in naturalem et innaturalem. Innaturalis humor est duplex: unus est cujus principium nequaquam est a natura sed totaliter extra naturam ut putredo, alius est partim a natura et partim ab alio extrinseco sicut calore extraneo et sic sanies est humor. Humor naturalis est duplex quia vel a natura per se vel per accidens. Si per se, dupliciter: vel per se primo vel per se et non primo. Si primo, sic sunt tres humiditates, ros, cambium et gluten; si secundo modo, sic sunt quattuor humores, scil. sanguis, colera, flegma et melancholia; si per accidens, sic sunt superfluitates humorum, ut sudor, urina et sic de aliis. — Secundo notandum est de generatione ipsorum, propter quod sciendum, quod generatio humorum est duplex: scil. generatio prima quae fit in epate, alia est eorum generatio secunda quae fit in venis, sicut ex flegmate generatur sanguis et ex sanguine colera et melancholia.

---

[1]) Die folgende allgemeine Abhandlung ist deshalb von litterarhistorischer Wichtigkeit, weil Guy de Chauliac auf einen (gesperrt gedruckten) Passus weiter unten Bezug nimmt (cf. Amand's Concordanciae, Einleitung).

Tertio videndum est de causis humorum, unde causa naturalis ipsorum est chymus habens heterogeneitatem in suis partibus. Nam ex subtiliori parte ipsius generatur colera, ex parte vero grossiori et terrestri generatur melancholia, ex medioeri vero sanguis et flegma. Causa formalis est digestio cibi, causa finalis est restauratio deperditi, causa efficiens est calor naturalis non claudicans aut excedens temperamentum sicut quidam dicunt, immo unus et idem calor temperatus existens sicut unus et idem calor ignis liquefacit plumbum et incinerat carbonem. — Nunc videndum est de ipsis magis in speciali. — Primo de sanguine! De cujus natura in duobus videntur actores medicinae contrariari Primum est utrum sanguis putrefactus remaneat sub specie sanguinis. Quantum ad primum dicunt quidam quod sanguis est duplex: scil. actu videlicet ut est humor distinctus secundum speciem ab aliis et sic dicunt, quod solus sanguis non nutrit, immo alii humores. Etiam alius est sanguis in potentia videlicet pro massa sanguinea in qua sunt omnes humores in potentia, tamen sanguis ibidem habet dominium et sic solus sanguis nutrit. Tamen judicio meo ista responsio non valet, quod quaestio quaerit de solo sanguine prout humor solus est dictio exclusiva aliorum humorum, ideo dicit aliter, quod solus sanguis nutrit ut distinguitur formaliter ab aliis. Est tamen advertendum, quod sanguis in se continet partes heterogeneas, quoniam non est dare humorem adeo purum, quin habeat in se superfluitatem; est enim in sanguine dare partem subtilem, partem terrestrem, partem aquosam et partem temperatiorem, licet sint omnes indistinctae loco et subjecto. De quibus membra solida partem terrestrem et grossam attrahunt et ex ipsa nutriuntur sicut sunt ossa; membra flegmatica nutriuntur parte aquosa, colerica parte subtiliori, sanguinea parte temperatiori, et omnes istae partes remanent sub specie sanguinis et habent dulcedinem licet habeant diversas proprietates ad invicem comparatae, quoniam subtilior pars comparata ad grossiorem est calida et sicca et habet proprietatem colerae, et grossior comparata ad subtiliorem est frigida et sicca et habet proprietatem melancholiae, ideo dicitur quod membra melancholica attrahunt melancholiam i. e. grossiorem partem sanguinis quae vere est sanguis et sic de aliis partibus suo modo multi sunt alii modi dicendi, sed iste mihi videtur probabilis. — Circa secundum dicitur quod sanguis putrefactus est sanguis sicut colera putrefacta est colera quantum ad essentiam, sed quantum ad proprietatem non, immo habet proprietates colerae et per hoc possunt salvari actores. Aliter tamen dici potest, quod putrefactio uno modo est idem quod corruptio calidi naturalis in humido proprio et ista est duplex: vel in fieri vel in facto esse. Alia est putrefactio quae est aquositatis ebullitio. Per hoc dico ad quaesitum, quod loquendo de putrefactione primo modo in facto esse sanguis sic putrefactus non remanet sanguis, loquendo tamen de ipsa in fieri et secundo modo sic manet sanguis. — Deinde videndum est de flegmate, et primo de ejus divisione, unde sciendum, quod flegma potest dividi ex parte substantiae et ex parte saporis; ex parte substantiae: quoniam quoddam est flegma vitreum, aqueum, muscillaginosum et gipseum; ex parte saporis: quia quoddam est flegma insipidum, quod est salsum, aliud acetosum, aliud dulce, aliud ponticum. Flegma vero insipidum est flegma naturale, quia cum humores secundum Constantinum sint filii elementorum flegma attestatur aquae, et quia aqua naturaliter est insipida sic flegma naturaliter est insipidum, et sicut aqua non habet saporem nisi ex commixtione aliorum corporum sic flegma non habet saporem nisi ex commixtione ipsius cum aliis humoribus. Sciendum etiam quod flegmatis duplex est necessitas, scil. universalis, quae respicit omnia membra ut currens cum sanguine per venas cum necesse fuerit convertatur in sanguinem per venas cum necesse est. Alia fuit necessitas particularis scil. respectu aliquorum membrorum, ut membra fleumatica nutriat. Ipsius etiam necessitas est duplex, scil. universalis ut currens cum sanguine faciat ipsum penetrare ad singula membra ratione suae fluxibilitatis, alia particularis scil. ut juncturas membrorum habeat humectare ne ratione sui motus nimis exsiccentur. — Consequenter videndum est de colera et primo de ejus divisione. Unde colera est duplex: quaedam est colera naturalis, alia est innaturalis. Colera naturalis est colera rubea cujus generatio est in epate. Colera innaturalis est duplex: quaedam est quae causatur ex admixtione alterius humoris cum ipsa. Alia est quae causatur ex incensione ipsius colerae. Si primo modo, hoc est dupliciter, quia vel causatur ex admixtione melancholiae naturalis cum colera et sic est colera adusta vel ex admixtione fleumatis cum colera et hoc est dupliciter, quia vel ex admixtione fleumatis subtilis et sic est colera citrina vel ex mixtione fleumatis grossioris scil. vitrei et sic est colera vitellina. Si secundo modo, vel generatur in epate vel in stomacho. Si in epate, tunc est colera generata ex incensione subtilioris partis colerae naturalis, et haec species colerae non est famosa. Si vero generetur in stomacho, hoc est dupliciter, quia vel generatur per adustionem colerae prassinae et est colera aeruginosa. — Consequenter videndum est de ejus necessitate et utilitate, unde colera naturalis partitur in duas: una est quae currit cum sanguine per venas, cujus fuit necessitas, ut nutriat membra colerica; ejus utilitas fuit, ut sanguinem subtiliet et ipsum penetrare faciat ad singula membra; alia vero pars ad cystem fellis mittitur, cujus necessitas fuit duplex: scil. universalis, ut totum corpus mundificetur ab ista superfluitate colerica, et particularis ut ex ea cystis fellis nutriatur; ejus utilitas fuit, quia ipsa descendens ad intestina pinguedo ipsa excitat ad expulsionem faecum. — Ultimo videndum est de ipsa melancholia, primo de ejus divisione. Unde melancholia est duplex, scil. naturalis et innaturalis. Naturalis est faex et residentia ipsius sanguinis et aliorum humorum; innaturalis est per viam adustionis aliorum humorum, et ideo sunt 4 modi melancholiae, 1[us] est ex adustione colerae rubeae et habet saporem amarum, alia est ex adustione sanguinis et habet saporem salsum, alia est ex adustione fleumatis et ista est duplex: una est quae fit ex adustione fleumatis subtilis et aquosi et talis est salsi saporis aliquam ponticitatem habens: alia fit ex adustione fleumatis grossioris habens acredinem et ponticitatem. Alia est quae fit ex adustione melancholiae naturalis et ista est duplex, quia vel fit ex adustione melancholiae subtilis et talis est acetosa quae projecta super terram ebullit, a qua muscae fugiunt, vel fit ex adustione melancholiae grossioris et ista habet saporem ponticum. Deinde videndum est de ejus necessitate et utilitate. Unde melancholia partitur in duas divisiones, quarum una vadit cum sanguine, cujus fuit necessitas, ut nutriat membra melancholica, utilitas vero, ut sanguinem inspisset ut membris melius retineatur. Alia vero pars currit ad splenem, cujus fuit duplex necessitas: universalis ut omnia membra mundentur ab ipsa superfluitate melancholica, sed particularis necessitas fuit, ut splen ipsa nutriatur. Ejus utilitas fuit cum melancholia quae ad os stomachi mittitur ipsum stringat et corruget, ut cibum melius retineat et nausea et vomitus prohibeantur, ipsum etiam pungit et mordicat, ex quo appetitus excitatur et sic est ejus duplex utilitas. — Nota 2°, quod si humiditates putrefiant generant speciem febris putridae similem humori ad quem magis declinant; si vero consumantur causant ethicam.

J.

Jectigatio Gal.; q. s. tremor.

Jejunium Hipp. Aph. part. I. 14; regim. acut. II canon 28; Gal. Jejunantibus neque flebotomia neque farmacia est necessaria (I° af. 18); Avic.; Is.; Arist.; Joh. Damasc. Q. s. aqua, abstinentia, corpus et vacuum. Notandum quod tres sunt causae quae faciliter faciunt tolerare jejunium, scil. multitudo nutrimenti sicut sanguinis quae per amplitudinem venarum cognoscitur, paucitas resolutionis in corpore et abundantia fleumatis. Propter primum sanguinei bene tolerant jejunium; propter 2um senes tolerant jejunium; propter 3um mulieres et otiose viventes tolerant jejunium. E contrario sunt tres causae, quae non tolerant jejunium, sicut nutrimenti paucitas, quae dignoscitur per stricturam venarum sicut in valde pinguibus et extenuatis sicut in melancholicis et extenuatis, multitudo resolutionis sicut in pueris, fleumatis paucitas sicut in colericis et laborantibus etiam quia labor multum resolvit ideo non tolerat jejunium

Juventus Hipp. Aph. part II. 22: quibuscunque juvenibus etc.; Gal., Avic., Is., Const,, Arist.; q. s. aqua, decrepitus, puer et infrigidatio.

Juniperus Avic.

Juvamentum Gal., Serap.; q. s. balneum, dolor, morbus hereditarius, sciatica, stercus et torsio.

I.

Ignis Gal., Is., Arist.; q. s. calor extraneus et evacuatio.

Ira Gal.: Sicut alicui homini est tribulatio quando vincit super ipsum melancholia similiter fit velocis irae causa multotiens quando aggregatur in ejus stomacho colera (II° reg. acut. comm. 44). Bei Amand p. 156 Z. 6 v. o. statt adductam zu lesen: ad dietam. (?); Avic., Constant., Arist; q. s. aborsus et gaudium.

Iter agens Avic., Arist.

Iteratio Gal.
Incensio Gal.
Incubus Ras., Constant.
Indigentia Hipp Aph. part. II. 16; Gal., Avic., Arist.; q. s. digestio, lienteria, macies et signum.
Infans Avic.; q. s. dens, digestio, puer, nutrix, restauratio, spasmus et umbilicus.
Infirmitas Gal.: De natura cujuscunque membrorum est ut infirmentur infirmitate quae est ei propria (II° reg. acut. comm. 47); Const, Damasc.; Arist ; q. s. elleborus.
Inflatio Avic ; q s. faba, lexivium et ventositas.
Infrigidatio Hipp. Aph. part. V. 10; Gal. dispositio quae est ad infrigidandum non est quemadmodum ea quae est ad humectandum; Avic., Averr., Serap., Arist ; q. s. acetum, aqua calida et lactuca.
Impetigo Avic., Ras , Constant., Serap.; q. s. sanguissuga et scabies.
Impinguativa Avic , Const., Arist ; q. s balneum, extenuatio, fames, pinguedo et vomitus.
Impraegnatio Avic , Ras., Averr.; q. s. lac, menstruum, mulier et puella.
Insania Gal.
Inscisio Hipp Aph. part. VI. 16; Avic., Arist
Instrumentum Gal.; q. s. Deus.
Insufflatio Gal.
Investigatio Gal , Avic.; Arist.
Inspiratio Avic , Arist ; q s. respiratio
Intestinum Gal., Avic., Ras., Averr.; q. s. dissinteria, egestio et tenasmon.
Interpolatio Avic., Is.; q s. febris.

L.

Labium Hipp. Aph. part. IV. 39; Avic.; Averr.; Arist.; q. s. vomitus.
Labor Hipp. Aph. part. II. 5; Gal. Humores ad membra fatigata currere solent (IV° af. 32). Avic., Averr., Serap., Is., Constant , Arist.; q. s. regio, sudor, exercitium.
Lacertus Gal , Averr.; q. s apoplexia, hanelitus, rigor, singultus, somnus, spasmus et villus.

Lac Hipp. Aph. part. V, 66; Gal., Avic., Ras., Averr., Is., Const., Serap., Arist. Q. s. ethica, infans, lepra, mammilla, nutrix, ptisis. — Hic quaeruntur aliqua: 1m utrum salita augmentant lac. Arguitur quod non, quia illa quae exsiccant humores non augmentant eos; patet: salita sunt hujusmodi, ergo etc. Oppositum dicit Avicenna. Dico quod salita augmentant lac, cujus ratio est quia salita sanguinem malum generant et grossum, et iste sanguis est materia lactis, ideo etc. Per hoc solvitur ad objectum. 2° quaeritur: dicit Isaac quod lac est sanguis secundo digestus, contra digestio est per calidum, sed calidum agens in humidum denigrat, ergo lac debet esse nigrum, si fieret per ulteriorem decoctionem. Dico quod lac fit in mammillis per ulteriorem digestionem, tamen sicut visum est superius capitulo de colore, color quandoque datur ab agente, quandoque a continente, et isto secundo modo datur color lacti et non ab agente, unde lac generatur ex tertia superfluitate menstrui in ipsis mammillis, et quia mammillae sunt caro glandulosa alba, ideo illum sanguinem menstruum dealbat sicut testiculi dealbant sperma per materiam et epar rubificat chylum. Per hoc solvitur ad objectum. 3° quaeritur: utrum lac generetur in masculis. Ad quod dico quod non naturaliter ex intentione nostra, sed bene est possibile accidentaliter vel naturaliter i. e. ex opere naturae, et tunc lac in masculo dicitur naturaliter sicut menstrua dicuntur naturalia, 'et isto modo debet responderi ad auctoritatem Aristotelis de animalibus quod vidit hircum habentem lac in tanta quantitate ut posset fieri caseus; dic quod est menstruum ex superfluitate videlicet humorum ibidem concurrentium vel ratione doloris aut pruritus aut confricationis mammillarum, quoniam confricatio ipsarum augmentat lac mulierum; aliter enim non est possibile lac generari nisi ex sanguine menstruo. Si dicatur: ergo natura frusta ordinavit mammillas in hominibus, dic, quod non, quia faciunt ad ornatum, licet non ad necessitatem. Vel potest aliter dici, quod quia mammillae sunt membra spongiosa in animalibus humidis, sicut est porcus et hircus, attrahunt sibi multam humiditatem sanguineam, quam quodammodo dealbant ita ut sanies dealbatur in apostemate non quod illa humiditas sit lac proprie sed videtur habere colorem lactis permixtum cum rubedine.

Lactuca Gal., Avic.; q. s. nutrimentum et sanguis. —

Contra Egidius dicit quod borrago est melior lactuca et apparet quod est calida et humida, lactuca frigida et humida. Dico quod borrago ratione complexionis est melior, lactuca vero ratione substantiae, quoniam borrago est passibilior, unde separata a terra citius putrefit quam lactuca et sepulta sub terra in olla generat ranas (viell. besser ramos?). Dicendum ergo simpliciter lactucam esse meliorem, specialiter colericis et in aestate, borrago vero bona melancholicis et in modica quantitate.

Lapis Gal. Cum pueri multiplicant comestionem in hora in qua non convenit oportet quod in corporibus eorum aggregetur multitudo humoris qui non bene digeritur et nominatur crudus; cum ergo omni die mundet eos natura ad partem vesicae aggregantur illis et generatur ab eo lapis (II° pron., commento ultimo). — Avic., Ras., Is., Const., Serap., Arist. Q. s. morbus hereditarius, ovum et renes.

Laus Gal.

Lassitudo Gal., Avic. Q. s. balneum et somnus.

Laxativum Gal. Experimentum signat virtutem medicinarum et humorem, quem solvit unaquaeque earum et subdit, quod significatio certitudinis et testimonii super illud non est nisi experimentum (II° reg. acut. cap. 11). — Laxativum cum non inveniat coleram rubeam, flegma aut coleram nigram aut aquosos humores vertit se ad sanguinem (II° af. 27). Q. s. farmacia et medicina.

Leo Gal., Avic.

Lene Gal., Avic.

Lens Gal., Avic.

Lentigo Avic.

Lepra Gal., Avic., Ras., Constant., Serap. Notandum quod materia leprae conjuncta est humiditas et non humor, quia in lepra fit peccatum in assimilatione. Sed alius est humor scil. melancholia et secundum istam distinguuntur species leprae. Secundo notandum, quod abscisio testiculorum valet in cura leprae eo quod humectat corpora leprosorum maxime in illis qui utuntur coitu aut ipso abstinere non possunt.

Lexivium Gal.

Liber Gal., Averr., Damasc.

Liberans a veneno Gal.

Lienteria Hipp. Aph. part. IV. 12: quibus ventres lienterici; Gal., Is. Q. s. diabetes.

Ligamentum Avic., Ras., Averr., Const.; q. s. corda, dens et nervus.

Lingua Hipp. Aph. part. VII. 38, Gal., Avic., Ras., Averr., Is., Const., Arist.; q. s. assimilatio, gustus, saliva, sapor, trauli et vox.

Lipparia Gal.

Lippitudo Gal.

Liquefactio Gal.

Liquiritia Gal.

Litargia Hipp. Aph. VII. 2: in litargico tremor malum; Avic., Ras., Const.

Lividum Hipp. Aph. VII[a] part., 2: in osse aegrotanti etc.; canon 7, II[1] pronost.: semper livor admixtus viridi; Gal. Color lividus albi et nigri est commixtus. Vergl. auch Amand unter color p. 54, Arist.

Loquela Gal. Q. s. lingua.

Luna Gal., Avic., Const., Arist. Q. s. menstruum, puer, pronosticatio et sol.

Lumbrici Gal. Lumbrici et ascarides nascuntur non de putredine sola, quia calor ea augmentat et sunt subtiles in inferioribus grossis intestinis nascentes (III° af. 27); Avic., Averr., Const., Arist.

Lupinus Avic. (Luppini sunt medicinae aequalitati vicinae etc.).

Lux Averr.

M.

Macies Gal. Crassorum corporum venae sunt angustae undo nec spiritu abundant nec sanguine et ideo cum aetas eorum procelatur parvis et paucis accidentibus extinguuntur, sed non sic omnia, quia cum membra eorum principalia sint discooperta parvis ex rebus sunt patientia (II° af. 44); Avic., Const., Arist. Q. s. crassum, minoratio et pinguedo.

Malicia complexionis Gal.

Manus Hipp. I° pron. canon 26: manuum nobilitatis signa sic pervocabis etc. Gal., Ras., Averr., Arist. Q. s. arma et digitus.

Mania Hipp. Aph. VI. 19: maniacis bene varicibus etc.; Gal., Avic.

Mammilla Hipp. Aph. part. V. 38. 41: mulieri in utero

habenti si altera mammillarum etc.; mulieribus quibus ad mammillas etc.; Gal. Si mammıllae sunt macrae necesse est abortiri; impossibile est enim abortire sine earum macritate (V° af 55); Avic., Ras., Averr., Const., Arist. Q. s. aborsus, lac, masculus et matrix.

Mare Avic., Arist. Q. s. vertigo, regio et vomitus.

Masculus Hipp. Aph. part. V. 43; Av., Ras., Is., Const., Arist.; q. s. femina, partus et sperma.

Materia morbi Gal. Q. s. declinatio, epar et sudor.

Matrix Hipp. Aph. part. V. 36. 44. 50. 64; Gal.: Si longa fuerit matrıx, puer erit longus; si vero curta et grossa, puer erit curtus et grossus (libro de spermate); Avic., Ras., Averr., Const., Serap., Arist.; q. s. coitus, menstruum, mulier, obstetrix, pruritus et sperma.

Maturatio Gal., Avıc.; q. s. adeps, butyrum et digestio. Nota quod sunt tres causae quare maturativa evitantur: una est propter membri nobilitatem et quando materia est multa et membrum est nobile ut fluat ibi materia; 2ª est propter membri teneritatem, quoniam tunc timetur ne membrum remolliatur magis propter maturativorum appositionem; 3ª est ne curatio vulneris impediatur, quia si esset vulnus et maturativa apponerentur, tunc curatio vulneris impediretur.

Medicus Gal. In hoc declaratur bonitas medici et ejus utilitas, quando est sollers et scit aggregare ex virtute omnium particularium summam unam (II° reg. acut. comm. 35); Avic., Averr., Hali, Is., Const., Damasc., Sapiens Salomo, Arist. Q. s. confidentia, deceptor, pronosticatio, status et virtus. Galenus in quodam libro suo intitulato de credulitate Galeni vel de sectis dicit, quod Graeci artium inventores Deorum infantibus attribuunt vel aliquibus prope eos quibus patres Dii omnes artes communicaverunt et sic dicunt, medicinam primum quidem Asclepium ab Apolline patre adidicisse et aliis communicare quo circa et hujus fieri inventorem licet ante Asclepium ars medicinalis esset in hominibus, quando multi Graeci sicut Chirocentaurus habebat (con)notitiam multorum farmacorum et herbarum et Egyptii etiam, sicut Homerus testatur. Et istorum sunt triplex secta: quaedam fuit philisiologica (!), alia methodoica, alia empiria, et qui fuerunt medici, qui has sectas invenerunt, nominat eos ibidem. Philisiologica causas passionum considerat secundum contrarietatem in universali ad nullum descendens particulare. Methodoica causas omnes universales et particulares considerat, empiria stat in his quae secundum partem et intellectum accipit, et isti empirici quattuor considerabant ex quibus medicinam instituebant, quia dicebant quod istis quattuor omnes se curare, scil. naturam, fortunam, revelationem et transitus ad similia. Primo considerabant naturam secundum hunc modum quoniam quando nesciebant quid aegrotis suis facerent expectabant, quod natura faceret crisim et tunc dicebant curatum aegrotum a natura. Secundo fortunam, ut si patiens aquam frigidam desiderans et ipsam quaerendo cecidit ex quo accidit fluxus sanguinis narium et sic curatus est, dicebant a fortuna. Ex revelatione, quoniam cum nescirent quid facerent petebant orando in templis responsa et secundum illa faciebant. Transitum ad similia, et hoc tripliciter: vel de loco ad locum scil. de uno membro in aliud et quando videbant apostema curari in oculis per repercussiva ita curabant sub assellis, vel de morbo ad morbum, ut quando videbant curari causonem per aquam frigidam ita volebant curare pleuresim, vel de adjutorio in adjutorium, ut videntes quod in aliquo morbo dabantur citonia (cydonia) alias in eodem morbo citonia non invenientes dabant mespila. Ista colliguntur ex dictis Galeni (ibid.) et Averroïs ipsum exponentis, et ideo concludit ibidem Averroës, quod experimentum est irrationabilis usus, quia quae audiunt hoc faciunt et quae faciunt commemorant, et subdit quod qui literis sunt edocti certi vocantur et postponit differentiam inter idiotam et empiricum, quoniam idiotae non utuntur nisi uno adjutorio tantum in omnibus aegritudinibus, empirici vero non sunt uno tantum adjutorio contenti sed ad plura se transferunt.

Medicina (als Kunst u. Wissenschaft) Hipp. (I° pronost. canon 1), Gal.: Non est possibile ut inveniam aliquam opinionem hujus artis nisi ad addiscendum scientiam naturalem et ad inveniendum speculationem in ea (III° de crisi cap. 4). — Quomodo scientia medicinae est ars, nota ab ipso Galeno (libro de sectis cap. 1), Avic., Ras., Averr., Is., Const., Joh. Damasc., Arist. Q. s. ars.

Medicina (als Arzneimittel) Gal., Avic., Ras., Averr., Hali, Is., Joh. Heb. Mes. Q. s. adustio, experientia, flebotomia, frigidum, gradus, membrum, permutatio, potentia, ptisana, solutivum et venenum.

Medicina calida Gal.

Medicina solutiva Gal. Natura medicinarum solutivarum est contraria naturae corporum quae ipsa solvit universaliter per necantes et interimentes ea (II⁰ reg. acut. comm. 12). Hali, Joh. Heb. Mes., Serap.

Medicina attractiva Gal., Avic., Hali; q. s. attractio. Dubitatur utrum attractio fiat a simili vel a contrario, et loquor de attractione quam facit medicina attractiva attrahendo humorem quem debet evacuare. Ad quod dico, quod medicina attractiva attrahit a simili et non per contrarietatem. Tamen advertendum quod medicina semper est contraria membro et virtuti non tamen humori, ideo per similitudinem ad humorem attrahit. Si quaeratur qualis similitudo est inter medicinam et humorem dico, quod est similitudo substantialis, quae est a tota specie. Si dicatur contra, quia spissitudo est rerum differentium eadem qualitas, ergo non est aliqua similitudo substantialis, iterum similitudo substantialis non est similitudo sed est identitas, ergo tu debes dicere, quod attractio fit per identitatem non per similitudinem et sic ferrum attrahit ferrum ut concludit Avicenna contra Galenum, hoc dico, quod omnis similitudo attenditur penes qualitatem, sed qualitas est duplex: quaedam est complexionalis et per similitudinem sumptam a tali qualitate non fit attractio; alia est qualitas substantialis apud medicum, quae est a tota specie vel ipsam consequens et vocatur substantialis in respectu ad complexionalem qualitatem, quia sicut complexionalis qualitas resultat ex condicionibus materialibus mixtis per alterationem ipsarum ad invicem sic ista qualitas substantialis resultat ex condicionibus formalibus illarum qualitatum; ideo isti qualitati substantiali attribuitur nomen actionis, alteri vero non. Per hoc solvuntur objecta. Ad secundum dico, quod non accipitur hic substantia prout distinguitur contra accidens sed magis pro dispositione consequente formam. Si quaeratur utrum medicina attractiva vadat ad humorem quem evacuat, dico quod non, sed virtus medicinae; si dicatur, quod non, quia cum virtus sit quoddam accidens oportet quod sit in subjecto in toto motu et tunc quaero de illo subjecto vel est medicina, etiam dico quod illa virtus est in medicina sicut in subjecto et est in humore tamquam in objecto et in aëre sicut in medio et istud sufficit in qualitatibus quae movent objectum spiritualiter et non realiter, sicut color movet visum non quidem realiter sed spiritualiter per speciem, alii imaginantur sicut de odorabili respectu sui sensus quod sicut odor se multiplicat realiter per medium mediante fumo elevato a corpore odorabili usque ad nasum, sic ab ipsa medicina exalat fumus deferens virtutem medicinae usque ad humorem quem debet evacuare.

Med. fortis Gal.
Med. dissolutiva Gal., Joh. Heb. Mesuë.
Med. operans a proprietate Gal.
Med. confortativa Avic., Averr., Hali.
Med. exsiccans Hali.
Med. evadere faciens Hali.
Med. corrosiva Gal.
Med. subtilis Avic.
Med. abstersiva Avic., Averr.
Med. aperitiva Gal., Avic., Averr.
Med. consolidativa Gal., Hali.
Med. maturativa Avic.
Med. digestiva Avic.
Med. putrefactiva Avic.
Med. stupefactiva Avic.
Med. temperata Avic., Averr. — Notandum quod medicina accipitur tripliciter: uno modo pro habitu et sic est ars vel scientia, alio modo pro facultate sive professione; 3° modo pro instrumento nostro. Quantum ad illud membrum patet sufficienter quid est per ejus diffinitiones et divisiones datas ab auctoribus, quantum ad 3um membrum nunc videndum est. Unde sciendum quod medicina prout est instrumentum quandoque dividitur et nominatur ab operatione quam facit in corpore nostro et isto modo dicitur quod medicinarum quaedam est calida, quaedam frigida, quaedam humida, quaedam sicca quantum ad operationem primam, et quaedam aperitiva, quaedam restrinctiva etc. quoad operationem secundam Alio modo dividitur penes causam efficientem et sic dicitur, quod quaedam est medicina ab arte, quaedam a natura; alio modo penes suam materiam et sic dicitur quod quaedam est simplex, quaedam composita; alio modo per comparationem ad cibum, et sic dicitur, quod quaedam est medicina cibalis, quaedam quae est vere medicina; alio modo penes figuram vel formam quam acquirunt ex artificio, quia aliquae sunt medicinae oblongae figurae sicut suppositoria, aliae rotundae sicut pilulae et trocisci; alio modo penes membrum per quod recipiuntur per

os aut transglutiuntur vel non. Si non transglutiuntur sed remanent in ore, tunc sunt gargarisma; si vero transglutiantur aut sunt in substantia liquida vel solida. Si in solida et figurae rotundae, sic sunt pilulae; si alterius figurae, sic sunt electuaria; si in substantia liquida vel sunt disponentes ad aliud vel non; si 1° modo, sic sunt syrupi; si non, sic est medicina vel potio. Si accipitur per nares, sic est sternutatorium; si per aures, sic est siringa; si ad dentes, sic est dentifricium; si per oculos sic est collyrium; si per anum et in substantia liquida, sic est clystere; si in substantia solida, sic est suppositorium; si per virgam sic est syringa; si per vulvam et in substantia solida, sic est nascale (= pessarium), si in substantia liquida, sic est pessarium; si vero ab extra, vel applicatur membro vel non; si applicatur, vel est in substantia dura et sic est emplastrum, vel in substantia liquida et sic est epithima; si non applicatur sed ab alto projicitur, sic est embroca. Alio modo penes materiam, quoniam evacuant, divertunt aut attrahunt, quia materia morbi vel est sanguis putridus, et sic ejus medicina est flebotomia vel alter humor, et sic farmacia et ventosa.

Medium Gal. Medium vere est illud quod est medium inter duo contraria (I° de compl. cap. 4).

Medulla Gal., Avic, Averr., Is, Arist. Dicere possumus, quod medulla nascitur a nervo, quia nervus non se facit humidum nisi ut medulla nascatur ab eo (Avic. libro de animal. tract. III cap. 1)[1]. — Nota quod medulla cerebellaris differt a medulla ossium, quoniam medulla cerebellaris est a spermate, alia est ab humiditatibus. Notandum 2° quod aliquid est ab alio multis modis: uno modo per viam influentiae, et sic spiritus et calor sunt a corde, alio modo per viam radicationis et fixionis et sic capilli a cute; 3° modo per viam derivationis et ortus, et hic est duplex: unus universalis et sic arteriae sunt a corde, et ille ortus est universalis, quia non est dare arteriam, quin habeat ortum a corde. Alius est particularis, et sic medulla oritur a cerebro, non tamen omnis medulla, sed illa quae est cerebri et spinalis; ideo talis ortus dicitur particularis. Notandum 3° quod medulla nutrit ossa effective non materialiter, sed solum facit penetrare cibum ad membra,

[1] Wir bringen diese These des Avicenna, weil in Folgendem auf sie Bezug genommen wird.

sic medulla cum sit calida et humida ossa rarificat et apostema remollit et habilitat ad hoc ut nutrimentum in ipsa penetret facilius, quoniam nutrimentum ipsorum est grossum et sic intelligenda est prima auctoritas Avicennae (s. oben). Notandum 4° quod natura ordinavit medullam in ossibus et non in aliis membris propter tria: 1um est ut ea remolliat et humectet ut nutrimentum recipiant; 2um est: quia complexio eorum est frigida et sicca indigent temperamento calido et humido: 3um est quia ab omnibus membris recipiunt et alia ab eis nihil. Sed quare ossa leonum non habent medullam? Dic quod hoc est propter nimiam caliditatem ipsorum super quam attestatur audacia, furor et motus nimius ipsorum, ideo caliditas alia excedens consumit humiditatem ex qua generari debet illa medulla. Alii dicunt quod materia illa ex qua deberet generari medulla convertitur ad generationem ungularum, ideo animalia habentia multitudinem ungularum sicut catus non abundant in medulla. Sed de medulla cerebellari cujus est complexionis, est controversia inter Aristotelem et medicos propter salvationem gratia dictorum ab eis. Dicitur multipliciter 1° quia cerebrum potest accipi tripliciter: uno modo prout est membrum principale et necessarium ad unionem animae cum corpore et sic est calidum et humidum; 2° modo prout est instrumentum operationum animae et sic etiam est calidum et humidum; 3° modo in se et sic est frigidum et humidum. Aliter dicitur quod cerebrum quantum ad suam essentiam distinctam ab aliis partibus circumjacentibus est frigidum et humidum, tamen ratione circumjacentium membrorum est calidum et humidum. Aliter dicitur quod cerebrum quantum ad materiam ejus remotam est aqueae naturae sicut oculus et sic est frigidum et humidum; tamen quantum ad ejus materiam propinquam est calidum et humidum, quia est naturae spermatis. Aliter dicitur quod cerebrum in quantum est mixtum, est frigidum et humidum, sed in quantum uniens est calidum et humidum. Aliter dicitur quod quantum ad ejus complexionem radicalem est frigidum et humidum, sed quantum ad complexionem fluentem est calidum et humidum.

Mel Gal. Natura mellis est quae ponit hydromel ut nutriat nutrimento parvo et non aqua, quod est, quia aqua non est nisi compositrix cibi et non cibus (III° reg. acut. comm. 29); Avic., Arist.

Mellicratum Gal. Q. s. hydromel.

Melancolia Gal., Avic., Ras., Averr., Constant., Arist. Q. s. cancer, lepra, splen, quartana, timor et tristitia.

Memoria Gal., Avic. Q. s. cor et oblivio.

Membrum Gal. Unumquodque membrorum humorem qui appropinquat suae naturae ad se convertit quod est quia digestio ultima fit per additionem nutrientis cum nutrito et assimilationem ejus cum eo (I° pron. comm. 46); Avic., Averr., Hali, Serap., Joh. Heb. Mesuë, Arist. Q. s. actio, apostema, complexio, cor, dolor, natura, operatio, repercussio et superfluitas.

Membrana Avic.

Monta Avic,

Mens Hipp. Aph. part. II. 29: in omni aegritudine bene confortari mentem; Gal.

Mery Gal., Avic., Ras., Constant.

Mesaraicae Gal., Avic.

Menstrua Hipp. Aph. part. V. 30. 43: mulieri menstrua sine colore etc., Gal., Avic., Ras., Averr., Arist. Q. s. arnoglossa, impraegnatio, coitus, lac, mulier, sanguis, sperma et ventosa.

Mirum Gal.

Minoratio Gal. Q. s. flebotomia.

Mos Gal.; hier findet sich bei St. Flour dieselbe propositio, welche sich bei St. Amand unter dem Stichwort moderni findet; statt sua veritate corrigire suavitate.

Monstrum Hali, Arist.; bei Amand ist p. 200 Z. 14 v. o. hinter materialis noch folgender Zusatz zu machen: cum tamen fallitur agens.

Morbus Hipp. Aph. part. II. 17; Gal. Duobus morbis existentibus contrariis fortior prima medicetur et alter non negligatur (I° af. comm. 17). Morbi calidi in regionibus nascentes calidissimis sunt molesti, omnia bona e contrario sunt accepta (III° af. 4); Is., Const., Joh. Damasc., Arist. Q. s. accidens, causa, medicus, mutatio, passio, potus et tempus. — Notandum quod aliquis morbus dicitur acutus 4 modis: 1° modo ratione materiae, 2° modo ratione accidentium, 3° modo ratione temporis, 4° modo ratione membri. Ratione materiae, quando materia est subtilis, mobilis, sicca et inflammabilis sicut est quaelibet aegritudo quae fit ex colera ut causon et tertiana. Ratione accidentium sicut colica, iliaca, quae licet sint de materia flegmatica aut frigida habent tamen symptomata intolerabilia sicut dolores interficientes infra diem tertiam. Ratione temporis — et iste (nämlich modus) est quadruplex: quidam est acutus absolute, et iste terminatur in 14 diebus, alius est peracutus, qui terminatur in 7 diebus, alius perperacutus, qui terminatur in 3ª vel in 4ª die, alius acutus tropicus, qui terminatur in die 20ª vel 40ª. Ratione membri multis modis, vel quia morbus est in membro nobili ut syncopis in corde, frenesis in cerebro, vel quia in membro sensibili, ut laesio in orificio stomachi, quae causat syncopim, aut dolor in nervo, vel quia est in membro quod habet operationem necessariam ad vitam ut squinancia, quod est apostema cannae pulmonis, vel quia est in membro vicino nobili ut peripleumonia in pulmone et pleuresis in diafragmate.

Morbus hereditarius Gal., Avic., Const., Serap., Arist. Q. s. podagra et ileos. Notandum quod morbus hereditarius quandoque est morbus consimilis, quandoque morbus officialis, quandoque morbus compositus, et iste morbus plurimum provenit a mala complexione frigida propter quod omnes morbi hereditarii ut plurimum sunt frigidi et in membris frigidis, ut in juncturis sicut podagra, cujus duae sunt causae: una materialis sicut sperma infectum aut menstruum, ideo quae sunt concepta tempore menstruorum hereditantur a morbis sicut lepra et similibus; alia est causa efficiens, videlicet virtus formativa existens in spermate debili vel infecto, quae quidem virtus cum sit eadem cum virtute nutritiva, quia fuit debilis in nutriendo fuit debilis in formando; ideo claudus generat claudum et coecus coecum quandoque.

Morbillus Avic. Q. s. variola.

Mordax Gal., Avic., Averr. Q. s. sensus.

Morsus Hipp. Aph. V. 1: quibuscunque in febre circa ventrem etc.; Gal., Avic., Arist. Q. s. canis.

Morus Avic.

Mors Gal. Omne quod est contrarium rebus naturalibus ultima contrarietate est significatio super perditionem et omne quod est simile rebus naturalibus significat evasionem (I° pronost. comm. 4; idem dicit I° de crisi). — Humor faciens apostema calidum si vincat virtutem in qualitate aut quantitate sua aut effundatur ad membra sua nobilia procul dubio sequitur in illo mors subita (I° pronost. comm. 39). Dies IXª est hora media in eventu mortis (II° pronost. cap. 52). — Creati sumus in ultimo limositatis et humiditatis et non sunt ut calor naturalis humidum nostri corporis depascere quousque totum consumat quod est mors naturalis (I° complexionum). Avic., Averr., Hali, Is., Constant., Arist. Q. s. cor, declinatio, fel, humor, pinguedo et syncopis. — Notandum quod mors est duplex, scil. naturalis quae fit ex consumptione humidi radicalis a calore naturali et ista non est nisi in fine senii et ista per artem medicinae non potest impediri, quoniam est terminus unicuique destinatus per naturam et de ista loquitur Hali in auctoritate sua (vergl. Amand p. 196 propos. 11. „Non est possibile etc.“) et Avicenna cum dicit quod medicina non est ut nos a morte liberet etc. Alii vero modi mortis sequentes possunt per artem medicinae prohiberi ut patet de se. Alia est accidentalis i. e. a causa extrinseca et ista est triplex: una proveniens ex parte morbi primi scil. cordis, quando non dilatatur i. e. quando privatur hanelitu et vocatur suffocatio. Alia est humidi cita consumptio, quando calor naturalis ignitur ut in febribus consumit suum humidum et depascit et sequitur mors, et hoc fit quando humores putrefiunt in corpore.

Morphea Averr., Ras., Constant., Arist.

Mos Hali. Q. s. ira.

Motus Hipp. Aph. part. IV. 9: cum biberit quis elleborum etc.; Gal., Avic., Averr., Is, Const, Arist. Q. s. apoplexia, frigidum, labor, musculus, natura, nervus, passio et spasmus.

Mulier Hipp. Aph. part. V. 28: mulieri in utero habenti etc.; Gal.: Mulieres sunt humidiores masculis (III° af. 12); Avic., Ras., Averr., Const., Arist. Q. s. aborsus, barba, calvitium, coitus, delectatio, impraegnatio, matrix, menstruum, partus, rigor, sterilitas, testiculus et virga virilis.

Multum Gal.

Mundus Gal.

Mundificare Gal.

Mus Ras.

Musca Ras.

Musculus Gal., Ras., Averr., Hali. Q s. lacertus, oscitatio et panniculus.

Muscum Avic., Arist.

Mutatio Gal.: Omnis subita mutatio nocet (II° acutorum), Arist.

N.

Napellus Avic.

Narcoticum Avic., Joh. Heb. Mesuë.

Nares Hipp. Aph. VI. 2; Avic., Ras., Averr., Const.

Nasus Avic., Averr., Arist. Q. s. mors et odor.

Natus Gal., Avic. Arist.

Natura Hipp. (Aph. part. I. 12), Gal. Medicus debet sequi semper actionem naturae (I° af. 2); Non oportet ut inquiratur de rebus quae sunt in arte medicinae ex natura communi tantum sed oportet ut inquiratur de eis ex re naturae quae est propria unicuique homini (I° pronost. comm. 8). Differentia inter naturas est multa et magna (I° reg. acut. comm. 41); Avic., Averr., Ras., Is., Const., Joh. Heb. Mes., Arist. Q. s. actio, calor naturalis, celeste, circuitus, complexio, crisis, expulsio, medicus, pinguedo, spiritus. — Nota quod natura dicitur multis modis: uno modo est idem quod virtus seu potentia aliqua quae est principium actionis et sic diffinitur II° physicorum: natura est principium motus et quietis etc. Alio modo accipitur pro eo quod est de essentia alicujus, et sic materia et forma sunt natura compositi. Tertio modo dicitur natura dispositio intrinseca alicujus operationis et sic est idem quod inclinatio, ut nos dicimus quod gravis est natura moveri deorsum licet non moveatur. Alio modo accipitur natura pro eo quod est necesse et sic distinguitur contra voluntarium. Alio modo accipitur prout distinguitur contra violentum, et sic dicimus quod motus celi (entweder coeli, kann aber auch teli = des Pfeils sein) est naturalis. Alio modo accipitur natura pro principio regitivo totius corporis et sic accipitur a Galieno III° tegni „omnis natura operatrix etc.“, et ista dividitur in quattuor, scil. in complexionem, compositionem, virtutem et consuetudinem, quoniam quodlibet istorum dicitur natura. Alio modo natura est idem quod effectus seu operatio ipsius naturae et sic distinguitur contra artem. Alio modo est idem quod instrumentum medicinae et sic calor naturalis dicitur natura, quia est instrumentum naturae.

Naturale Gal., Avic. Q. s. membrum et somnus.

Nausea Avic.

Nebula Hipp. Pron. II. canon 28: nebula pendens; Gal.; corrigire bei St. Amand p. 218 Z. 3 v. o. nubes statt urina, also: Non solum nubes rubea etc. Const. Q. s. urina.

Nenufar Averr.

Nervus Gal., Avic., Ras., Averr., Hali, Const., Arist. Q. s. acetum, acidum, epilentia, incisio, nucha, oculus, sensus, vinum.

Neutrum Averr., Hali.

Nigredo Gal.

Nocumentum Gal., Hali.

Nodus Avic.

Nomen Gal.: Oportet ut sit sollicitudo tua de esse nominis per illud, in quo fit juvamentum (II° pron. comm. 1); Hali. Q. s. error.

Notum Averr.

Nox Gal.

Nucha Gal., Avic.

Nunc Hali.

Nux Ras.

Nutrimentum Hipp. Aph. II. 46: eorum quae volenter nutriuntur etc., Gal., Avic., Ras., Averr., Is., Const., Arist. Q. s. augmentum, cibus, desiderium, digestio, humor, piscis, sanguis, stomachus et vinum.

Nutrix Avic., Ras., Arist. Q. s. infans.

O.

Obscuritas Gal., Avic., Const. Q. s. infans.

Obtalmia Avic., Ras., Serap., Arist.

Oblivio Avic., Averr., Serap.

Oculus Hipp. Aph. VI. 41: quibuscunque in febribus etc. 45: attendere oportet medicinam oculorum etc.; Gal. Quando lacrymae fluunt ab oculis, signant fluxum sanguinis ex naribus (III° pronost. comm. 32); Avic. Q. s. albugo, glaucoma, cerebrum, morus, mors, nervus, obtalmia, pupilla, vipera, visus et ungula. — Quaeritur utrum oculi magni sunt meliores quam parvi vel e contrario. Ad quod dico, quod oculus dicitur parvus dupliciter: vel quia est profundus, ideo totus non apparet, et isti sunt meliores quam alii ceteris paribus et quia longius vident et quia melius discernunt. Alio modo dicitur parvus secundum veritatem et isti sunt pejores. Similiter oculi dicuntur magni dupliciter: vel quia eminentes et isti sunt pejores omnibus, vel quia magni secundum veritatem et non eminentes et isti sunt omnibus meliores ceteris paribus. — Secundo quaeritur qui sunt meliores: vel oculi nigri vel glauci. Ad quod dico quod nigri ceteris paribus sunt meliores, propter quod sciendum quod glaucitas in oculis provenit ex duobus: uno modo ex abundantia luminis in oculo et talis mala est propter disgregationem spirituum visibilium, alio modo causatur ex defectu virtutis propter indigentiam humoris albuginei. — Secundo notandum, quod oculi glauci melius vident de nocte quam oculi nigri, et ratio est, quia de nocte non fit disgregatio spirituum visibilium sicut de die et in ipsis est plus de lumine quam in nigris, ideo melius vident de nocte.

Occultum Gal.

Odor Gal., Avic., Averr., Const., Joh. Heb. Mes., Arist. Quaeritur utrum odoratus fiat per resolutionem a corpore odorabili. Quod non: quia tunc fiet diminutio odorabilis quanto magis odoraretur quod est falsum, quoniam in modico musco patet, quod non fit resolutio, quia durat per longum tempus. Dico quod odor fit per resolutionem fumi a corpore odorabili ut apparet per doctores Galeni (?). Ad objectum dico quod licet non fiat diminutio secundum apparentiam fit tamen secundum veritatem. Si dicatur contra quia tunc sequeretur quod odorabile quanto magis esset resolubile esset magis odorabile, quod falsum est quoniam coctana sunt minoris resolutionis quam poma et tamen sunt majoris odoris et magis odorabilia, dico, quod ad hoc quod aliquid sit odorabile non sufficit quod sit resolubile tantum sed etiam oportet, quod sit siccum proportionabile, quia odor est sicci sicut sapor est humidi; ideo quia coctana sunt magis sicca pomis, ideo sunt magis odorabilia. Si dicatur adhuc contra, quia omnis resolutio fit a calido, ergo ubi non est calidum, non erit resolutio et per consequens nec odor, sed multa sunt frigida, ut camphora, nenufar et rosae, ergo in talibus non fiet odor saltim per viam resolutionis, dico, quod omnis odor fit a calido resolvente scil. a calido interiori conferente et exteriori excitante et propter hoc omnia odorabilia sunt magis odorabilia in aestate quam in hieme. Cum dicitur: „camphora etc.“, dico quod in camphora sunt partes calidae licet frigidae habeant dominium quod apparet, quia ejus substantia est rara, et istae partes calidae sunt centrales quae excitatae a calore exteriori resolvunt fumum odorem deferentem, et sic dico de rosis et aliis frigidis. Si dicatur contra, quia tunc sequeretur quod calida in 4° essent magis odorabilia, quod falsum est, piper enim ponitur calidum in 4° et minus odorabile est rosa: dico, quod quando sunt aliqua calidiora ceteris paribus tanto magis odorabilia nisi aliquid prohibeat, videlicet compactitas substantiae sicut in pipere, cujus substantia est densa et compacta prohibens resolutionem fieri.

Oleum Gal., Avic., Ras., Averr., Arist. Q. s. infrigidatio, nervus, permixtio et vulnus. — Nota quod olea diversificantur secundum diversitatem eorum ex quibus conficiuntur et ejusdem sunt virtutis; propter hoc quaedam sunt olea frigida, sicut ea quae conficiuntur ex frigidis ut oleum rosarum, violarum et sic de aliis, quaedam calida, ut laurinum et costinum et sic de aliis, unde per accidens sunt majoris virtutis quam ea ex quibus componuntur; ideo quia sunt magis penetrativa et propter hoc oleum rosarum plus infrigidat quam rosae licet frigiditatem non recipiant nisi a rosis et sic etiam de calidis.

Operatio Gal.: Corpus frigidae complexionis operationes defectas habet necessario (II° af. 21). Propriae signationes significant super fortitudinem virtutum et earum debilitatem sicut quae finiuntur ex earum operationibus (III° pronost. comm. 25); Avic., Averr. Q. s. complexio, aegritudo, membrum, principium, proprietas, signum, virtus et spiritus.

Opium Gal., Avic. Q. s. stupefaciens et tyriaca.

Opilatio Gal., Avic., Averr., Hali, Const., Arist. Q. s. aqua, avellana, dactilus, dulce, febris et putredo. Notandum est quod opilatio est duplex: una intrinseca alia extrinseca. Prima fit quattuor modis, quia quaedam est humoralis et illa est quadruplex, quia vel fit ex humoribus grossis sicut ex melancholia vel viscosis ut de flegmate vel de multis sicut de sanguine vel de colera conjuncta cum sanguine; alia est intrinseca, quae dicitur carnosa et veruca, alia coartatoria ut lapis in vesica, alia attenuatoria, ut in ethicis; alia est extrinseca, est enim multiplex: nam quaedam fit ex frigido condensante et ingrossante humiditates cutis, alia est styptica comprimens partes cutis, ut balneum in aqua styptica, ut aluminosa; alia est a caliditate corrugante, alia fit a re constringente, ut a forti ligatura.

Ordo Gal.

Ordeolum Avic.

Origo Gal., Avic.

Orripilatio Avic.

Os(oris) Gal. Natura inter omnia membra posuit os apprehensivum saporis (II° reg. acut. cap. 29), Avic., Ras., Averr., Arist.

Os(ossis) Gal., Avic., Ras., Averr., Hali, Arist. Q. s. dens, dislocatio, fractura, ligamentum, medulla et fundamentum.

Os stomachi Gal. Cum cor audimus, os stomachi intelligimus; antiqui enim in hoc conveniunt, ut dolorem hujus loci dolorem appellent cordis (VII° af. 63); Avic., Serap. Q. s. acetum, cor, flebotomia, stomachus et vomitus,

Ostrea Gal.

Oscitatio Averr., Const.

Ovum Avic., Ras., Averr., Is., Arist.

Oxyzaccara Hipp. (Canon I° reg. acut.) Gal., Averr. Q. s. nenupharum.

P.

Palma Gal.

Panis Avic., Averr., Arist. Q. s. evaporatio.

Particulare Gal. In errorem incidunt, qui spretis particularibus universale colligunt (VII° megat. cap. 1). Non est possibile uni homini, si addidicit aliquam artium secundum quod oportet, ut addiscat et comprehendat omnia quae sunt in ea ex rebus particularibus (II°. reg. acut. comm. 41).

Panniculi Avic.; panniculi sunt corpora de filis nervosis non sensu perceptis texta, quorum spissitudo tenuis existit dilatata, aliorum corporum superficies cooperientia et continentia Canon l. VII f. 1 doctr. 5 cap. 1. Q. s. sensus.

Palpebra Gal.

Papaver Gal.

Paralysis Avic., Ras., Constant. Q. s. nervus, spasmus, stupor et yera. Nota quod paralysis quandoque fit per viam derivationis et tunc ut plurimum fit ex flegmate, quia fleuma est humor grossus viscosus opilans et maxime reumatizans, quandoque fit per viam congestionis et sic fit a melancholia.

Paroxysmus Hipp. Aph. part. I. 2: paroxysmis vero cibum subtrahere oportet etc.; 12: paroxysmos et consistentias aegri; IV. 21: quibuscunque paroxysmi fiunt etc.; Gal.: Cibus qui accipitur in inceptione paroxysmorum et in hora status non est infirmo nocumento magno (II° reg. acut. cap. 43). Inceptio paroxysmorum est hora in qua aggregatur caliditas quae est in corpore et trahitur versus cor et pectus, sed augmentum est quando expanditur paulatim versus extrema et status est quando apprehenditur caliditas aequaliter in toto corpore; declinatio est contraria inceptioni (III° reg. acut. comm. 43); Avic., Ras., Averr., Constant. Q. s. crisis, mors, somnus, status et tertiana. Nota quod paroxysmi anticipant propter sex: 1° modo ex multitudine, fortitudine et velocitate morbi; 2° ex fortitudine agentis; 3° ex indigestione materiae; 4° quanto citius recedit a temperamento; 5° ex subtilitate materiae morbi; 6° ex heterogeneitate materiae, quia aliter et aliter fit in materia subtili et in grossa. Et sex causae contrariae sunt, quare postponunt. Sed quare paroxysmi prolongantur septem sunt causae: 1ª est materiae grossitudo, 2ª est ejus viscositas; 3ª est ipsius multitudo; 4ª est quando est quieta et non stimulans naturam, et natura non stimulata non movet materiam; 5ª est debilitas virtutis; 6ª est debilitas sensus, quia natura non sentiens nocumentum non movetur contra materiam morbi; 7ª est opilatio pororum prohibens humorum resolutionem; et causae contrariae sunt causae quare abbreviantur.

Partus Avic., Ras., Is., Const., Damasc., Arist. Q. s. crisis, foetus, lac, sanguis, sternutatio et umbilicus.

Parvum Hali, Arist.

Passio Gal., Avic., Arist. Q. s. sensus et simile.

Panaricium Avic.

Pectus Gal., Hali, Is., Arist.

Pediculus Avic., Const., Serap., Arist. Q. s. pruritus.

Penetratio Gal., Avic. Q. s. aqua, ponticum et vinum.

Periodus Gal., Avic., Arist.

Peripleumonia Hipp., Gal., Avic., Serap. Q. s. pleuresis.

Perforatio Hali.

Permixtio Gal.

Permutatio Gal.

Perturbatio Gal. Q. s. expulsio.

Pes Gal. Pedes ethicorum apostemantur quando mors totius corporis incipit illis propter longitudinem eorum a membro in quo est inceptio viae plus quam reliquorum membrorum (II°

pronost. comm. 58); Avic., Arist. Q. s. fissura, masculus, mors, podagra et hydropisis.

Pestilentia Gal. Factae fuerunt pestilentiae rationes secundum multas subjectarum gentium evidenter ostenderunt his qui demum non sunt mensurati (?) quam magnam habet cacochymiam virtutem ad aegritudinis generationem (libro de euchymia et cacochymia). (Dieser Passus ist entschieden fehlerhaft und unverständlich.) Avic., Averr., Is., Const. Q. s. aër, autumnus, pustula, tyriaca.

Pilus Gal., Avic., Ras., Averr., Hali, Const., Arist. Q. s. capillus, homo, os et ovum. Nota quod ad generationem pili tria requiruntur, scil. materia ex qua, et est vapor siccus non tamen multum sed mediocriter, et causa efficiens scil. calor desiccans vaporem transmissum a tertia digestiva ad cutem; 3ª est dispositio cutis vel pororum per quos exeunt scil. quod non sint nimis aperti vel nimis clausi, ex quo apparet quod in emunctoriis debent esse plures pili quam in aliis membris, quia in eis istae tres causae concurrunt et quia in mento mulierum et maxillis pori non sunt aperti ideo non habent barbam. Notandum 2° quod longitudinis pilorum [durch Conjectur ergänzt: sunt tres causae: 1ª] scil. humiditas quam contrahit fumus ex quo generantur pili; 2ª est humiditas viscosa, quam contrahunt pili a cute per quam exeunt, et 3ª est calor interior non multum desiccans ipsos pilos nec multum consumens ipsorum humiditatem sed satis relinquens de humiditate in ipsis; et quia istae causae maxime 3ª magis reperiuntur in mulieribus quam in viris ideo mulieres habent pilos longiores quam viri, licet viri habeant plures, quoniam in ipsis fit major resolutio et plus de materia pilorum scil. de vapore in eis generatur quam in mulieribus.

Pilulae Avic., Damasc. Nota quod pilula est confectio rotunda quae datur eunti dormitum ut natura in somno magis ipsam comprehendat cum calore suo ad intra misso et in tali figura ut magis moretur in stomacho ad hoc ut ejus actio quae est humorum a capite attractio perfectius compleatur.

Pinguedo Gal., Avic., Ras, Averr., Const., Arist. Q. s. caro. Nota quod pinguedo est duplex: una proprie dicta, quae vocatur unctuositas et ista causatur a frigido unctuositatem sanguinis coagulante; alia est pinguedo large dicta, quae dicitur carnositas et ista causatur a calido naturali et humiditate nutrimentali. Ista pinguedo est laudabilis, ut plurimum reperitur in masculis et prima in femellis. Ista est longioris vitae quam prima et per hoc solvitur contrarietas quae videtur esse inter Galenum propositione sua 18ª et Avicennam propositione prima [lautend: Pinguedo et adeps semper frigiditatem significant et est cum eis laxitas l. I f. 2 dr. 3 cap. 3]. — Notandum 2°, quod pinguedo utroque modo accepta est duplex: quaedam est naturalis a principiis generationis et ista est cum strictura venarum propter paucitatem caloris naturalis et spiritus non potentium facere extensionem earum et per consequens habet paucum de sanguine, et haec pinguedo est mala et brevis vitae, cito enim moriuntur et morte naturali propter penuriam calidi et humidi quae sunt principia vitae et suffocationem caloris naturalis a multo humido, etiam morte accidentali, quia tales habent poros constrictos, unde calor non potest eventari nec superfluitates expelli, sed putrefiunt et putrefactae inducunt mortem. Alia est pinguedo causata a nutrimento et ista est duplex, quia quaedam est sequens complexionem sanguineam et ista est bona et longioris vitae, causatur enim ex multitudine nutrimenti et fortitudine caloris naturalis cum bonitate digestionis, in tali enim sunt venae amplae cum multitudine sanguinis et spiritus. Alia est sequens flegmaticam complexionem, et ista causatur ex multitudine nutrimenti vel usu quietis et ciborum flegmaticorum aut usu balnei post cibum. Est autem talis pinguedo media inter bonitatem et maliciam inter pinguedinem naturalem, quoniam non est adeo mala sicut prima, et pinguedinem secundam, quoniam non est adeo bona sicut illa. Nota etiam quod aliquid dicitur calidum multis modis, tamen ad propositum duobus modis: uno modo quia habet potentiam activam aliquid calefaciendi et sic ignis est calidus, alio modo quia habet potentiam passivam et obedientiam calorem recipiendi, sed hoc est dupliciter vel ratione complexionis vel ratione substantiae et isto ultimo modo est calida sicut oleum quoniam sunt naturae aereae, ideo cito sunt inflammabilia, et quae sunt sic calida non semper fiunt a calido, immo a frigido vel a debili calido. Nota etiam quod macies est duplex: una est naturalis a principiis generationis, et ista est mala propter penuriam sanguinis et spiritus et significat excessum caloris et penuriam materiae, talis enim est brevis vitae, quoniam est arefactio corporis. Alia est acquisita et ista est duplex: una est sequens complexionem melancholicam, et ista est mala, alia est sequens complexionem colericam, ista inter omnes est melior et laudabilior, et omnes istae significant excessum caloris vel excessum frigidi, et ille excessus si extra latitudinem sanitatis et sit in calore facit ethicam, cujus sunt tres species, ut visum fuit supra. Nota etiam quod pinguedo ex parte suae substantiae distinguitur.

Piper Avic., Arist.

Piscis Avic., Ras., Averr., Is., Arist. Q. s. lac et pestilentia.

Podagra Hipp. Aph. VI. 24: mulier non podagrizat et 42: quaecunque podagricae aegritudines etc. Gal., Avic., Ras., Const., Serap., Arist. Q. s. morbus hereditarius.

Pollutio Avic., Const., Arist.

Ponticum Gal., Ras., Is. Q. s. fructus.

Porus Gal., Avic., Is. Q. s. balneum, barba, fricatio, mordicatio et opilatio.

Porrus Avic., Arist. Q. s. colera et allium.

Porcus Avic. [Ex eis qui sunt mirabilis juvamenti apud experimentatores est calcaneus porci si aduratur et sumatur ex eo in potu habens inflationem ventosam intestinorum (l. III. f. 16 cap. de doloribus intestinorum], Is., Arist. Q. s. inflatio et scrophulae.

Potentia Gal., Avic., Arist.

Potus Hipp. Aph. part. II. 9 facile est repleri etc. et II. 12: potus indigentiam solvit; Avic., Const., Arist. Q. s. cibus, sitis et vinum.

Puer Hipp. Aph. III. 22, 23. 26; Gal., Avic., Ras., Averr., Is., Hali, Const., Arist. Q. s. flebotomia, fricatio, juventus, lac, os et somnium.

Puella Avic. Q. s. aborsus, matrix et virgo.

Pu(l)lex Avic., Arist.

Pullus Avic., Is.

Pulmo Gal., Avic., Ras., Averr., Is., Const., Arist. Q. s. peripleumonia, ptisis, sitis, sputum, tussis et vox. Nota quod pulmo est membrum sensibile, quia ad ipsum non perveniunt nervi et tamen ratione pelliculарum ipsum tegentium est bene sensibile.

Pulsus Gal., Avic., Ras., Averr., Hali, Is., Const.

Punctura Gal., Avic. Q. s. nervus.

Pungitivum Gal.

Pupilla Gal.

Purum Gal., Avic. Q. s. simplex.

Purgatio Hipp. Aph. part. II. 8: corpora qui vult purgare et IV. 2: si qualia oportet purgare et: sub carne et ante carnem; Gal., Averr., Const., Joh. Damasc. Q. s. flebotomia, farmacia, evacuatio, puer, rigor, venter et virtus.

Pruritus Gal., Avic., Ras., Const., Serap. Q. s. scabies et variola. Nota quod quandoque in pruritu accidit delectatio propter attractionem caloris et spiritus ad locum unde inducitur delectatio etiam propter expulsionem materiae colericae vel salsae quae per scalpationem expellitur, quae inducebat dolorem pruriginosum et istis duobus modis causatur delectatio scilicet propter adventum rei convenientis aut propter expulsionem contrarii et nocivi.

Pustula Hipp. Aph. IV. 13: ubi fauces aegrotant, 32: quibuscunque febres longae, 33: sequens etc. et VI. 8: latae pustulae etc.; Avic., Averr., Const., Arist. Q. s. formica.

Pus Hipp. Aph. IV. 62: si sanguinem aut pus etc.; Gal. Cujuscunque apostematum quod in pus convertitur in superioribus corporis quorum pars quaedam et sanies et residuum indigestum non est, eorum curatio facilis (II° pronost. comm. 52); Avic.

Putredo Gal. Humiditas est quasi mater putredinis et calor est causa efficiens (III° af. 12); Avic., Averr., Hali, Is., Const., Joh. Damasc., Arist. Q. s. aër, amarum, aqua, camphora, corrosiva, febris, foetor, humor, nervus, opilatio et porus. Nota quod calor est duplex, scil. extraneus et iste est principium putrefactionis; alius est naturalis et iste praeservat a putredine. Humiditas etiam est duplex: naturalis quae dicitur humida humiditate aërea et ista non putrefit, sed est principium vitae, alia est humiditas extranea, quae est humida humiditate aquea et ista est principium putrefactionis; quaedam sunt causae principales sicut calidum extraneum et humiditas extranea; aliae sunt causae coadjuvantes sive disponentes, sicut sunt pororum obtusio, quies, humoris paucitas et sic de aliis. Nota etiam quod putrefactio accidit communiter et sic est duobus modis: uno modo est idem quod saniei generatio, alio modo est idem quod humorum ebullitio, alio modo accipitur proprie, et sic est corruptio (corrosio?) calidi naturalis humido proprio.

Plasmatio Gal.

Planta pedis Gal.

Plenitudo Gal. Multi subitanea morte sunt extincti corporibus eorum pertingentibus ad ultimitatem pinguedinis et plenitudinis (1° af. 3); Is., Const. Q. s. flebotomia.

Pleuresis Hipp. Aph. V^a part. 6: quicunque pleuretici; Gal., Avic., Averr., Const., Serap. Q. s. flebotomia, recidivatio et sputum.

Praegnans Hipp. Aph. IV. 1: praegnantes purgare etc.; Avic., Ras., Serap. Q. s. aborsus, flebotomia, masculus, menstruum et sanguis.

Principium Gal., Arist. Q. s. demonstratio et partus.

Principium aegritudinis Gal., Avic, Ras., Averr., Hali: principium aegritudinis est hora in qua apparet nocumentum sensibile operationum et prohibet infirmum conversari in operatione propria (XII° tegni cap. 44), Is. Q. s. crisis et hora.

Prolongatio Gal.

Pronosticatio Gal., Avic. Q. s. signum.

Proprietas Avic, Averr., Joh. Heb. Mes. Q. s. tota species.

Provocativa urinae Gal.

Prudens Gal., Arist.

Pluvia Hipp. Aph. III. 12: Constitutionum vero anni etc.; Gal. Universaliter annus in quo est paucitas pluviae sanior est (III° pron. comm. 35); Avic., Arist. Q. s. aqua, humor et pestilentia. — Quaeritur utrum aqua pluvialis sit melior aqua fontana. Quod non, quia citius putrefit et Rases dicit, quod aquae pluviales deteriorant aquam fontanam, ergo etc. Dico quod aqua pluvialis in corpore mundo est melior aqua fontis, sed in corpore immundo fontana est melior quia magis resistit putrefactioni. Per hoc solvitur ad primum objectum. Ad secundum dico quod pluvia deteriorat aquam fontis in quantum ad suam substantiam vel complexionem sed solum per casum quem facit turbat aquam partes terreas commiscendo. — Secundo quaeritur, utrum aqua pluviae sit styptica. Quod non, quia styptica fundatur in grossa substantia, pluvia vero in subtili, ergo etc. Contrarium patet per practicantes qui ipsam ministrant in fluxu ventris. Dico quod pluvia est styptica per accidens sicut diuretica dicuntur styptica eo quod aquositates facit penetrare faciliter ad vesicam eo quod est subtilis et sic augendo urinam minuit egestionem. Alii dicunt quod ex eo quod amicabilis est naturae attrahitur cito a membris et diu etiam retinetur ab eis sicut etiam alia dulcia, ideo retinet egestiones. Alii dicunt quod aqua pluviae resolvitur ab aquis salsis pro majori parte sicut a mari, ideo sicut aqua maris ratione suae stypticitatis est styptica, sic pluvia est styptica. Alii dicunt quod ratione solis pluviam depurantis acquirit quandam siccitatem in aere, et ratione illius siccitatis est styptica. Prima solutio mihi videtur bona. Per hoc ad objectum patet, quod styptica per se fundantur in substantia grossa sicut frigida et sicca, sed styptica per accidens in substantia subtili calida et sicca etc.

Ptisis Hipp. Aph. part. V. 7: ptisis fit maxime etc., et 9: quia ptisici etc., et 4: quibuscunque ptisicis etc.; 14: quicunque ex plenitudine etc. Gal.: Ptisis fit in his qui parati sunt ad eam, scil. habentibus stricta pectora quibus humores sunt assueti descendere in pulmonem (III° af. 14); Avic., Is., Arist. Q. s. lac.

Ptisana Hipp. Canon I de regim. acut.: ptisana vero ordacea etc, et ibid.: ptisana optime ordeo etc.; Gal.: Multotiens invenitur in una medicinarum virtus medicinae et virtus cibi sicut in ptisana quoniam ipsa nutrit secundum quod est cibus et ipsa incidit et humectat res quas spuere necesse est secundum quod est medicina (II° reg. acut. comm. 41).

Q.

Quartana Hipp. Aph. II. 23: aestivae quartanae etc; IV. 64; V. 69; Gal, Avic., Ras., Averr., Is., Constant, Arist. Q. s. epiala, estas, rigor et vomitus.

Quarta dies Gal.

Quantitas Gal.

Qualitas Avic., Averr., Is. Q. s. agens, attractio et virtus.

Quies Hipp. Aph. II. 40: in omni motione corporis; Gal. Maximum malum est ad sanitatem corporis custodiendam quies corporis sicut maximum bonum est moderata motio (libro de euchymia et cacochymia). Solus cibus sine alicujus rei additamentis humectat membra naturaliter, requies vero accidentaliter (III° af. 12); Avic., Averr., Is., Const. Q. s. rigor, motus, somnus et exercitium.

R.

Rabies Gal., Avic., Ras. Q. s. canis.

Radix Avic., Hali, Is., Arist.

Ratio Hipp. Aph. II. 25: non secundum rationem facienti etc., Gal. Non oportet ut glorieris propter levitatem quam invenit infirmus propter diversitatem rationis nec oportet ut terreat te res parva, quae absque ratione accidit (III° pronost. comm. 38); Is., Arist. Q. s. error, experimentum et usus.

Rafanus Avic.

Ramex Avic.

Raritas Gal., Avic., Ras., Hali. Q. s. nutrimentum. Nota quod raritas est duplex: quaedam est quae fit a forti calore carnem coagulante et uniente et mundificante a superfluitatibus et talis raritas reperitur in viris et patitur de facili a causis exterioribus ut a calore et frigore eo quod foramina, per quae fit mundificatio, sunt aperta. Alia est quae causatur a calore debili non potente per se coagulare nec ipsas mundificare et talis est in mulieribus et ista multum resistit causis exterioribus eo quod viae sunt clausae, per quas debet fieri resolutio superfluitatum.

Raucedo Avic., Const. Q. s. vox et flebotomia.

Recidivatio Hipp. Aph. II. 5: quae relinquuntur in morbis etc.; Gal., Avic. Q. s. appetitus et convalescens. — Ex dictis oritur quaestio: utrum recidivus morbus sit deterior morbo principali. Ad quod respondeo, quod recidivum potest pervenire vel ex errore medici vel infirmi aut assistentium et tunc morbus principalis est deterior recidivo vel potest pervenire ex aliqua portione materiae relictae ex morbo principali et tunc illa materia est aut in magna quantitate et cum virtute debili et sic dico quod recidivum est pejus morbo principali, vel est in parva quantitate et virtute forti et tunc principalis morbus est deterior, vel in magna quantitate et virtute forti et sic adhuc morbus principalis est deterior, vel in parva quantitate et virtute debili et sic recidivum est deterius. Nota etiam quod materia faciens recidivum quandoque habet qualitatem venenosam quam natura non fuit ausa invadere in morbo principali et tunc recidivum quod causatur a tali materia est pejus morbo principali.

Rectificatio Gal.

Regio Avic., Averr., Ras., Hali, Is., Joh. Damasc., Arist. Q. s. aborsus, desiderium et pilus.

Regimen Gal. Permutatio ad diminutionem quando cognitio ejus effugit mensuram quam oportet valet plus ea quae est ad additionem, quod est, quia additio secundum plurimum nocet nocumento, cujus rectificatio non est possibilis; rectificatio autem nocumenti quod a diminutione accidit, est facilis quoniam possumus quando videmus naturam jam superatam dare infirmo ex cibo quantitatem parvam (II° reg. acut. comm. 38); Averr., Is.

Regitiva virtus Gal., Constant.

Regitivum Gal.

Rememoratio Hali.

Renes Gal., Avic., Averr., Serap., Arist. Q. s. lapis et pilus.

Repentinum Gal.

Repletio Gal. Repletio magna succedens nimiae evacuationi est valde fallax (VII° af. 3); Avic., Ras., Averr. Q. s. apostema, coitus, exercitium, flebotomia, singultus, spasmus et stomachus.

Repercussio Avic. Q. s. obtalmia et apostema. Nota quod octo sunt quae prohibent ne percussiva ponantur: 1ª medicinae grossicies, 2ª medicinae frigiditas; 3ª medicinae congeries i. e. ejus generatio per viam congestionis; 4ª humoris multitudo et ejus venenositas; 5ª membri nobilitas i. e. quando materia est juxta membrum nobile; 6ª repletio totius corporis; 7ª casus vel percussio exterior; 8ª quando venit per viam crisis, unde habes: Grossicies, frigus, congestio, copia virus || Nobile, plethoricum, crisis seu causa forensis || Nobilitas operis prohibent haec quaeque repelli etc.

Res Gal.

Restauratio Avic. Q. s. nutrimentum et cutis. Nota quod restauratio est duplex: una est quae fit a natura, alia est quae fit per artem scil. per medicinas restaurativas. Prima fit per cibum et potum et in utraque quandoque restauratur simile deperditae in specie sicut in membris non spermaticis, quandoque illud quod restauratum est diversum in specie sicut in restauratione membrorum spermaticorum ut cutis et ossis.

Respiratio Gal. Si inspiratio parva et tarda fuerit, infrigidationem judicat naturalis caliditatis qualitercunque se habeat exspiratio; si vero exspiratio secundum id disposita sit de caliditate praeter naturam judicabis hoc idem (libro de dysnia = dyspnoea).

Resolutio Avic. Q. s. aestas, subtile et vapor. Nota quod resolutio est duplex, scil. occulta, et ista est major in hieme quia tunc calor naturalis est fortior; alia est manifesta, et ista est major in aestate, quia fit a calore aëris, et tunc est fortior calor exterior, et interior debilis.

Resudatio Avic.

Resupinatio Avic.

Rethe mirabile Gal., Hali.

Retentio Gal, Hali.

Rigor Hipp. Aph. IV. 29: quibus in febribus sextanis etc.; IV. 34: si rigor inciderit etc. 50: quibuscunque rigores etc.; V. 68: rigores accidunt mulieribus etc.; Gal., Avic., Is. Q. s. balneum, somnus et sudor. — Rigor sumitur dupliciter in generali et sic est motus virtutis expulsivae naturalis membri sensitivi ad nocivum expellendum et est minor tremore, et ille est duplex: unus parvus non faciens nocumentum in operationibus sicut facit aqua frigida sparsa supra corpus et ille non est praeter naturam. Alius est magnus, et ille quandoque est sine febre ut cum flegmate vitreo, quandoque cum febre ut in principio paroxysmi et ille quandoque venit per viam crisis quandoque per viam symptomatis. Alter est rigor proprie dictus ut cum materia pungitiva spargitur super membra sicut fit in tertiana. Rigoris causa est subita reclusio caloris ad intra, alia sparsio medicinae calidae super membra, alia debilitas virtutis, alia medicinae venenositas. Nota etiam quod rigor distinguitur, quia quidam est praecedens, alius subsequens, alius intercidens, unde Hipp.: a causone habito rigore superveniente malum.

Risus Hipp. Aph. VI. 46 desipientes cum risu etc.; Ras., Arist. Q. s. diafragma et puer.

Rosa Gal., Arist. Q. s. albedo, ponticum, succus et sternutatio.

Ructus Gal., Averr., Const., Arist.

Rugitus Avic.

Ruptura Avic., Ras.

Rutha Avic., Arist.

S.

Sal Gal, Avic., Is., Joh. Heb. Mes., Arist. Q. s. aqua, oleum, scabies et unguis. Nota quod salsa sunt dupliciter: quaedam sunt salsa naturaliter et ista quantum est de se habent virtutem penetrativam, tamen quia respuuntur a natura eo quod non attrahuntur ab ipsa sic non sunt penetrativa, sed magis constipativa et superfluitatum generativa. Alia sunt salsa artificialiter et ista sunt duplicia: quaedam enim sunt de novo salsa et de talibus est idem judicium sicut de naturaliter salsis; alia sunt longo tempore salsa et ista semper constipant propter odiositatem ipsorum a natura. Nota etiam quod sal laxat flegmaticum, propter virtutem dissolutivam quae est in ipsis dissolvuntur humiditates flegmaticae et sic laxant, tamen colericum constipant propter siccitatem in eis existentem habent corrugare membrum. Nota etiam quod salsorum est operatio prima calefacere et secunda incidere et dividere, et operatio 3ª consumere et operatio 4ª mordicare et pungere; ratione operationis 4ªᵉ habent laxare per accidens incitando virtutem laxativam. Nota etiam quod omnia salsa in exterioribus membris habent virtutem penetrativam et non in interioribus eo quod in exterioribus agunt immixta per complexionem propriam et non regulata virtute regitiva corporis; in interioribus vero non, agunt enim ut regulata a virtute corporis et non ut mixta.

Saliva Avic., Ras., Averr., Arist. Q. s. febris et siccum. Nota quod saliva generatur naturaliter ex vaporibus resolutis ab ipso stomacho ascendentibus ad caput et membra superiora; sed formaliter generatur in carne glandulosa ipsius linguae, ideo omnis saliva est alba, et est simile de saliva linguae et lacte respectu mammillae et spermatis respectu testiculorum, ideo lingua ebrii peccat et pueri propter nimiam humiditatem replentem ipsam, ex qua redditur difficile mobilis etc.

Saltus Gal. Q s. aegritudo.

Sanitas Gal., Avic, Ras., Averr., Hali, Const., Joh. Damasc.; Arist. Q. s. aer, complexio, comestio et exercitium.

Sanies Hipp. Aph. part. VI. 18: si in ventre sanguis effundatur; VI. 36: quibuscunque sanies facta in corpore; VII. 38: quicunque epithimantur etc. Gal. Illud in quo aggregatur sanies est laudabilius eorum quae ad exteriora declinant non ad interiora (VII° pronost. comm. 44). Humores calidi in omnibus sunt velociores saniei et frigidi tardiores (II° pron. comm. 55). Avic., Averr., Hali, Arist. Q. s. apostema, maturatio, perforatio, sanguis et hypostasis. Nota quod secundum quod vult Galenus II° de simplici medicina alteratio est triplex: una est naturalis secundum quam cibus digeritur, alia est innaturalis, secundum quam humor putrefit; tertia est mixta, secundum quam sanies laudabilis generatur, unde apparet quod generatur ab utroque calore scil. naturali et extraneo per istum modum: quando materia humoralis multum abundat et exuberat, exit a magnis venis ad parvas et ulterius ad poros et ibi existens extra locum proprium concipit calorem innaturalem et putrefit et convertitur in saniem et cum ulterius exuberat non potest regi a calore naturali; sed tunc destituitur ab eo et intercipit calorem innatum et incipit foetere et tunc fit virus et incipit ulcerare et membra corrodere et ulcera mala generare, ex quo apparet differentia inter saniem et virus.

Sanguis Hipp. Aph. VII. 16: sanguis sursum etc. 33: quicunque sanguinem vomunt etc. 44: quibuscunque convenit sanguinem auferre etc. Gal., Avic. Averr., Hali, Is., Constant., Joh. Heb. Mes., Joh. Damasc., Arist. Q. s. arteria, caro, colera, color, digestio, epar, febris, flegma, flebotomia, lac, melancholia, vena, splen et humor.

Sanguissuga Avic., Ras. Q. s. hermodactyli.

Sapiens Gal.

Sapor Gal., Avic., Averr., Is. Q. s. lingua et nutrimentum. Distinctio saporum potest haberi sic: quoniam omnis sapor causatur a calido tunc ergo vel ille calor est fortis vel debilis vel mediocris. Si primo modo, vel agit in substantia grossa et sic causat saporem amarum, vel in substantia debili et sic causat saporem acutum vel in substantia mediocri et sic causat saporem salsum. Si secundo modo tunc vel agit in substantia grossa et sic causat saporem ponticum vel in substantia subtili et sic causat acetosum, vel in substantia mediocri et sic causat stypticum. Si tertio modo, vel in substantia grossa, et sic causat saporem dulcem vel in subtili et sic causat unctuosum vel in mediocri et sic causat insipidum, et sic sunt 9 sapores, quamvis communiter nisi 8, eo quod insipidum non ponit in numerum, quia non distinguitur a gustu. Alii dicunt, quod ponticum non differunt etc.

Secanabim Gal.

Sedimen Gal., Avic. Q. s. urina et hypostasis.

Sedativa doloris. Q. s. dolor.

Semen Avic., Is.

Senex Hipp. Aph. part. II. 35: senes juvenibus quandoque aegrotant, et 27: senioribus vero etc. Gal.: Natura senum est sicut lucerna ad extinguendum parata (I° af. 13): Senes magis aegrotant quam juvenes cum in corporibus sint defectiores, quorum virtus defecta in cronicis passionibus minori est causa (II° af. 39). Morbi diuturni sunt semper frigidi et ideo saepe eveniunt senibus, quia eorum aetatibus magis competunt (ibi); Avic., Ras., Averr., Hali, Const., Joh. Damasc., Arist. Q. s. catarrus, diarrhoea, fames, hiems, juventus, regio, renes, somnus, ulcus et aetas.

Senectus Gal. Senectus nihil aliud est quam semita ad mortem (II° de compl. cap. 2); Avic., Arist. Q. s. ethica.

Sensus Gal. (bei Amand p. 294 Z. 10 v. u. verbessere: Non est rationis statt non est rectum). Avic., Ras., Is. Q. s. apoplexia, cerebrum, dolor, membrum, motus, nervus, somnus et stomachus. — Circa istam materiam quaeritur, utrum privato sensu privetur motus in eodem membro. Quod sic, quia destructo priori destruitur posterius; sensus est prior motu; probatio: quia ab ipso non convertitur subsistendi consequentia. Secundo destructo sensu in toto corpore destruitur motus, ergo destructo sensu in aliqua parte corporis destruitur motus in ea, quoniam simile est de toto et de parte. Item ad motum plura exiguntur quam ad sensum ergo motus facilius destruitur quam sensus, ergo destructo sensu destruitur motus. Oppositum quia quod non impedit debilius non impedit fortius, sed sentire est debilius quam moveri, ergo etc. Ad hoc dico, quod sensus et motus est duplex causa efficiens: una principalis quae est virtus animata procedens a cerebro, alia est instrumentalis et ista est triplex: una est corporalis sicut nervus qui est instrumentum sensus, et lacertus qui est instrumentum motus; alia est magis spiritualis, sicut virtus infixa nervo et lacerto; alia est partim corporalis et partim spiritualis, sicut spiritus missus a cerebro deferens virtutem nervo et lacerto. Item sciendum quod motus est triplex: quidam est voluntarius, qui fit mediante lacerto, alius est naturalis qui fit mediante villo, sicut attractio, expulsio. Alius est compositus, sicut motus hanelitus et appetitus stomachi, unde quaestio quaerit de motu voluntario, quoniam constat quod alii motus reperiuntur in plantis, quae tamen privantur sensu. Sciendum etiam quod quia motus voluntarius fit mediante lacerto qui componitur ex carne et nervo, sensus autem solum fit per nervum, quod ad motum plura exiguntur quam ad sensum. — Secundo sciendum, quod motus et sensus aut fiunt per eundem nervum aut diversos. Si per diversos nervos, tunc possibile est sensum privari manente motu nisi nocumentum in nervo esset magnum, quia tunc laederetur nervus in sua radice et sic tam motus quam sensus destruerentur. Si vero fiat per eundem nervum; tunc sensu omni ablato necessario auferretur motus Et dico notabiliter, quod omnino auferatur sensus, quia possibile est sensum in parte auferri, non tamen propter hoc aufertur motus, sicut patet in ethicis, in quibus in parte aufertur sensus et non motus, et ratio hujus est, quia sensus non aufertur omnino nisi per privationem virtutis aut propter impotentiam instrumenti, modo ita est quod sentire quoddam pati est et movere et agere, virtus pauca sufficit ad patiendum, quae ad agendum non sufficeret, et propter hoc si non sentit nervus propter privationem virtutis necessarium est ipsum non moveri, non tamen e contrario, nisi fuerit passio magna, quia si virtus omnino auferatur, utrumque destrueretur. Item sicut visum est motus fit mediante lacerto, sensus mediante nervo, modo possibile est quod fiat laesio in carne, quae est pars lacerti, et sic destructur motus et tamen nervus erit sanus et fiet sensus. Per hoc potest responderi ad objecta. — Secundo dubitatur utrum sit possibile motum et sensum auferre a membro et quod membrum sit sanum. Dico quod sic per colligantiam unius membri cum alio, unde unum membrum compatitur alteri quadrupliciter: uno modo quia est radix et fundamentum omnium membrorum et sic omnia membra compatiuntur cordi et cor etiam omnibus; alio modo quia omne membrum situatur juxta aliud et sic orificium stomachi compatitur membris pectoralibus; alio modo quia ex eisdem partibus componitur, et sic labium compatitur stomacho, alio modo quia unum mittit alteri et sic cerebrum compatitur nervo quia immittit sibi scil. spiritum, et stomacho, quia stomachus mittit cerebro suas superfluitates, ideo quando fit opilatio in nervo non potest transire spiritus et per consequens non fit sensus et motus, licet membrum sit in se sanum etc.

Sensibile Gal., Avic. Q. s. pulmo et spiritus.

Sepum Averr., Arist. Q. s. pinguedo et zirbus.

Septima dies Gal.

Sexta dies Gal. Q. s. crisis et mors.

Serum Gal. Quod vero ex caseis coagulatum est serum est et sufficienter educit ventrem (libro de euchymia et cacochymia), et ibidem dicit, quomodo omnis caseus antiquus est grossior humorum et cacochymus. Ras, Is, Const, Arist., Joh. Heb. Mes. Q. s. lac.

Sibilus Avic. Q. s. basilicus.

Siccitas Gal., Avic., Is. Q. s. humor, macies, senex, spasmus et vigilia.

Signum Hipp. III° pron. can. 32: nec aliqua desperatio te perturbet etc.; Gal. Signatio quae est in aliquo dierum crisis est magis certa et magis credenda, quam ea quae est in aliquo aliorum dierum (II° pron. comm. 52). Accidentia quibus fit crisis nominantur signa, sed signationes non est possibile ut nominentur (III° pron. comm. 38); Avic., Ras, Averr., Hali. Q. s. accidens, crisis et mors Nota quod signorum quaedam sunt signa tantum ut parafrenesis, manuum mobilitas et cum in febribus acutis et ista de se neque bonum neque malum significant sed cum bonis signis significant bonum, cum malis malum. Alia sunt signa, quae sunt signa et causae, ut est fluxus narium, menstruorum, emorroidarum, ventris et vomitus et talia, et quia omne signum sumitur aut ex parte rei signantis aut rei significatae aut in comparatione signi ad rem signatam: si primo modo, tunc sunt duo signa: unum sumptum a substantialiter inhaerentibus et dicuntur substantialia inhaerentia, quae immediate membra consimilia perficiunt, ut sunt quattuor primae qualitates vel membra officialia ut sunt figura, magnitudo, numerus et positio; aliud est sumptum ab accidentaliter inhaerentibus, et ista sunt duplicia: quaedam sumuntur ab effectibus, sicut sunt signa sumpta a malicia et bonitate operationum virtutum principalium, sicut a bonitate digestivae, appetitivae etc.; alia sumuntur a casibus, sicut sunt signa sumpta ab effectibus medicinantibus (wohl Schreibfehler fur mediantibus) membris in suis operationibus in consimilibus et officialibus ut a deformitate etc. Si vero sumantur secundo modo tunc quaedam sunt signa sana, quaedam aegra, quaedam neutra. Si tertio modo, tunc quaedam sunt signa rememorativa, quae rem praeteritam signant, quaedam sunt demonstrativa, quae rem praesentem significant, quaedam pronostica, quae rem futuram signant, unde signum rememorativum solum confert medico eo quod rem quam non vidit dixit per cognitionem signorum et tunc extollitur multum et praesumitur de ipso quod [Lücke im Manuscript, wahrscheinlich durch evenit zu ergänzen] .... Sed signum demonstrativum solum confert infirmo, sed pronosticum medico, et infirmo confert, quia facit infirmum et assistentes praeparare, et medico etiam confert, quia cum evenerint quae praedixit ex eo multum laudatur. Sciendum etiam, quod signorum quaedam signant essentiam aegritudinis, ut velocitas pulsus signat febrem, quaedam locum aegritudinis, ut pulsus serrinus signat apostema in membro nervoso. Item signorum quaedam sunt a natura, quaedam a voluntate, quaedam ab utroque. Quae sunt a natura, quaedam sunt naturaliter ut singultus, quaedam accidentaliter ut tremor; quaedam sunt a voluntate, ut revolutio de latere in latus; quae ab utroque, dupliciter, quia vel natura dominatur super voluntatem ut in tussi aut voluntas supra naturam ut in actu mingendi et egerendi. Nota etiam, quod signum diffinitur sic: signum est quod se offert sensui et aliquid repraesentat intellectui. Aliter potest diffiniri sic: signum est causae vestigium et dispositionum ejus. In hoc quod dicit „vestigium“ signat signum rememorativum; in hoc quod dicit „et dispositionum ejus“ innuit signa demonstrativa et pronostica etc.

Synocha Gal., Avic., Averr., Is. Q. s. flebotomia.

Syncopis Gal. Syncopis accidit in prima minutione cum subito evenerit ei qui non consuevit (in acutis II^a^ part. cap. 20); Avic., Ras., Averr., Is., Serap. Q. s. dolor, flebotomia, stomachus et vigilia. Nota quod causae syncopis universaliter sunt tres: una est inanitio multa; 2^a^ est multa repletio; 3^a^ est membrorum colligatio. Multa inanitio est duplex causa: aut propter multitudinem evacuationis in qua multum de calore et spiritu evacuatur, quare dubitatur virtus et fit syncopis i. e. defectio cordis aut propter mutationem subitam quando aliquid mutatur subito ad non consueta, stupefit natura eo quod calor et spiritus refugiunt ad cor et fit syncopis, sicut accidit in flebotomia. Multa repletio est causa syncopis calorem et spiritum suffocando, sicut parvus ignis suffocatur per appositionem multorum lignorum, est etiam causa motus [vielleicht auch metus = der Furcht zu lesen] opilando, ideo spiritus non habent transitum et refugiunt ad cor et fit syncopis. Ex colligantia etiam fit syncopis sicut in debilitate stomachi ex quacunque causa proveniat, etiam matricis, quoniam cor istis duobus membris eo quod multum sensibilia sunt, multum compatitur. Ex quibus apparet quod habentes corpora rara citius syncopizant, quoniam in eis fit major resolutio, etiam in tempore et regione calidis propter eandem causam.

Singulare Gal.

Singultus Hipp. Aph. IV. 2: sanguine fluente; VI. 33: sicut spasmus ex plenitudine et VII. 36: si super purgato se mori singultus etc.: Gal., Avic, Ras., Is., Const., Serap., Arist.

Simile Gal., Avic, Averr., Is. Q. s appetitus et nutrimentum. Nota quod similitudo est rerum differentium eadem qualitas, ex quo apparet: similitudo est respectus fundatus in forma accidentali sicut identitas in forma substantiali, ideo haec similitudo est duplex: una in forma, alia in effectu, unde illa, quae habent eandem formam accidentalem dicuntur similia in forma, et talis forma potest esse eadem multipliciter: uno modo per participationem et sic gradus ejusdem formae sunt similes, quia eandem formam participant licet secundum magis et minus, Et illa quae sunt similia unum bene agit in aliud, vel participant aequaliter formam illam, et quae sunt similia unum non agit in aliud, ut si duas aquas tepidas vel frigidissimas aut calidissimas conjungis non fit aquarum corruptio, vel sunt eadem per unionem, ita quod tota illa forma est una, et quae sunt similia unum per se non agit in reliquum sed bene agit per accidens, sicut magnum lumen per accidens corrumpit minus lumen et major motus minorem sic quod operatio minoris est imperceptibilis, et tota operatio attribuitur majori formae; quae etiam sunt similia in forma possunt esse contraria in effectu et e contrario et ut sic unum bene agit in aliud. — Nota etiam quod actio est duplex: una quae proficit, et tali actione bene agunt similia ad invicem; alia est actio quae corrumpit et tali actione similia non agunt. Ex quibus apparet ex quibus similibus fit conservatio, ex quibus contrariis reductio.

Simplex Gal. Q. s. nutrimentum.

Syrupus Avic.

Sitis Hipp. Aph. IV. 12: quicunque in farmaciis non sitiunt etc.; Gal., Avic., Ras., Averr., Isaac, Constant., Serap. Q s. allium, aqua, colerica passio et piscis.

Soda Avic.

Sol Gal., Avic., Averr., Is., Const., Serap., Arist. Q. s. aestas et luna.

Solatrum Gal.

Solutiva medicina Gal.

Solutio continui Avic., Averr. Q. s. dolor, fractura, pus et ulcus.

Sonitus Avic., Averr.

Somnus Hipp. Aph. IV. 1 in quo morbo somnus etc. et 2: somnus et vigilia etc.; II° pronost. canon 5: somnus naturalis etc.; Gal., Avic., Ras., Averr., Is., Joh. Heb. Mes.; Arist. Q. s. calidum, digestio dormitio, humiditas, lactuca, opium, sitis, sudor et spandidatio. Ex dictis satis apparet, quid est somnus et quomodo diversimode ab actoribus diffinitur secundum eorum considerationes diversas. Sed nunc de ejus divisione videndum est, unde somnus quidam est naturalis, alius innaturalis, et utrumque istorum membrorum dicitur sic naturale vel innaturale propter causas diversas: una est causa faciens somnum, alia est hora somni, alia figura dormiendi, alia est excessus aut diminutio ipsius somni est, unde causa somni naturalis est quies organorum sensuum exteriorum ab operationibus propriis propter retractionem caloris et spiritus ad ulteriora, et quare ista organa virtutum sensitivarum fatigantur in sua actione aliarum virtutum sicut vitalis et nutritivae, non causa est, quia virtus animalis existens in eis movet organum contra naturam propriam, quoniam motus ejus est ad omnem differentiam positionis, aliae autem non movent ita, ideo haec virtus fatigatur in sua actione, aliae non; causa vero innaturalis somni est immobilitatio virtutum exteriorum sensitivarum propter opilationem nervorum aut impotentiam ipsorum prohibentium spirituum penetrationem sicut est somnus ebriorum et crapulatorum aut fatigatorum. Hora vero somni naturalis est de nocte ex eo quod spiritus retrahunt se ad interiora propter privationem lucis in aëre, quoniam ideo quia spiritus habent convenientiam applausivam ipsi aëri ideo de die et hora vigiliarum exeunt ad exteriora ipso aëre illuminato, et tunc sensus non quiescunt sed exercent suas operationes mediante spiritu et ideo tunc non est hora dormiendi nisi consuetudo fuerit in contrarium, quoniam ista est conservanda, tamen somnus non debet prolongari tunc. Figura vero dormiendi naturalis est super latus non super cervicem; et primo super latus dextrum, quoniam tunc fit melior descensus cibi ad fundum stomachi, deinde super latus sinistrum, quoniam tunc fit melior digestio cibi; excessus vero facit ipsum innaturalem, quoniam cum somni operationes sint calefacere, superflua expellere, digerere et membra interiora confortare, quando superfluit, facit totum contrarium, remollit nervos et omnia membra humectat, infrigidat et opilat. Si quaeratur utrum virtutes naturales incendantur in somno, dico, quod digestiva et retentiva fortificantur in somno, sed attractiva et expulsiva non saltim in secunda digestione, et ratio est, quia digestiva et retentiva sunt mere naturales, sed attractiva et expulsiva sunt partim naturales et partim animales, et quia animales ligantur in somno, ideo istae duae virtutes ligantur in somno aliae non. Si dicatur: istud non valet, quia motus hanelitus est partim a virtute naturali et partim a virtute animali et tamen non ligatur in somno, ut patet, ergo dico sicut prius, tamen sciendum quod in hanelitu dominatur virtus naturalis super animalem, sed in expulsiva et attractiva dominatur virtus animalis super naturalem, quoniam appetitus non fit nisi praecedat sensus aggravationis superfluitatum, ideo quia in istis naturalis regulatur per animalem, animalis dominium habet, ideo cessantur in somno; sic autem non est de hanelitu quamquam sit compositus ex animali et naturali. Si quaeratur quare ergo in pueris virtus expulsiva non cessat ab operatione sua in somno etiam in ebriis et decrepitis, dico quod hoc est propter debilitatem virtutis sensibilis super naturalem, virtus enim naturalis est fortior in eis quam sensibilis; etiam accidit propter remollitionem membrorum urinae quae non possunt continere ipsam, ideo indigent debili movente seu stimulante, et quia in pueris et ebriis est somnus profundus non ita de facili excitantur eo quod stimulans est debile. In decrepitis vero accidit propter debilitatem virtutis contentivae multam laesionem non valentis sustinere a stimulante, etiam in ipsis est urina aquosa paucae digestionis, quae cito penetrat. Notandum ultimo, quod ipsius somni est duplex finis: unus intrinsecus et est reparatio virtutum animalium quae operantur mediante organo; alter est extrinsecus et est digestionis perfectio. Utrum vero somnus sit passio cerebri vel ipsius cordis non tractatur ad praesens; sed credo quod opinio medicorum est manifestior in proposito quam philosophi; quae autem sit veracior, videbitur in quaestionibus.

Somniferum Gal.

Somnium Avic., Ras., Arist. Q. s. imaginatio. Nota quod somnium est apparitio fantastica in simpliciter dormiente et provenit a duplici causa: scil. intrinseca et extrinseca. Si a causa extrinseca, dupliciter: quia vel a causa particulari vel a causa universali; a particulari, ut quando aliquis locutus est cum aliquo de aliqua re et istud plurimum est falsum. Si a causa universali, ut puta ab influentia corporum coelestium, tale ut plurimum est verum in se vel in suo simili, verbi gratia: apparitio casus dentis in somno signat ut plurimum mortem amici dilecti etiam remoti vel ab eo distantis, et istud non provenit nisi ab influentia superiori. Si vero proveniat a causa intrinseca sicut a dominio alicujus humorum, tunc tale ut plurimum est verum, et sic loquitur Avicenna in prima auctoritate [lautend: Plurimum visionis in somniis rerum citrinarum calidarum signat dominium colerae et somnia permutata significant caliditatem et siccitatem et somnia terribilia, et ista quorum non recordatur homo, significant frigiditatem et humiditatem secundum plurimum l. III f. 1 cap. de signis cerebri sumptis ab operationibus animalibus]. Nota etiam quod homines habentes corruptam vel malam imaginationem sunt falsorum somniorum sicut sunt melancholici.

Sophista Gal.

Subtile Gal. Q. s. aër et spiritus.

Succus Gal.

Sudor Hipp. Aph. IV. 28: sudores si cooperiunt etc. 29: frigidi sudores etc. 30: sudor multus etc. 43: febricitanti sudor proveniens etc.; V. 70: quibus coria circumtenduntur; VII. 3: in sudore rigor. I° pron. canon 9: sudor bonus et laudabilis; Gal., Avic., Ras., Averr., Is., Const., Arist. Q. s. mors, rigor et somnus. Ex dictis satis apparet, quae et quot sunt causae sudoris et quae ejus significationes. Sed restat inquirere, cujus sit superfluitas: utrum 3ae vel 2ae digestionis. Ad quod dico quod sudor potest accipi materialiter et sic est superfluitas secundae digestionis i. e. materia ex qua fit sudor est superfluitas humorum; quod patet quia aliquando sudoris color est rubeus, aliquando citrinus et sic de aliis, ita quod attestatur humoribus 2ae digestionis; alio modo potest accipi formaliter et completive, et sic est superfluitas 3ae digestionis i. e. generatur completive in membris, ubi est 3a digestio et est simile de rore, pluvia generatis in aëre, licet eorum materia et sit ex contra. Sed quomodo in somno multiplicatur sudor cum sudoris motus sit ab interioribus ad exteriora et somnus est motus contrarius? Dico quod licet in principio somni fiat retractio caloris ad intra, tamen in fine movetur ad exteriora et cum ipso multi vapores generati ad interiora propter digestionem, sicut accidit recte, quando discooperitur potus prius coopertus plenus aquae ferventis quod multi fumi vaporosi elevantur, ideo ex illis fumis vaporosis generatur sudor etc.

Suffocatio Hipp. Aph. VII. 51 et ultimus: si a febre habito tumore non existente etc.; Avic. Q. s. hanelitus.

Superfluitas Gal. Signatio super omnes aegritudines siccas est retentio superfluitatum et prohibitio earum ad exitum (II° regim. acut. comm. 20); Avic., Ras, Serap., Arist. Q. s. complexio, exercitium, medicina, membrum, nutrimentum, sanitas, senex, sperma, stomachus et vigilia. Nota quod superfluitas est illud quod non habet proprietatem ut restauret deperditum nec convertatur ad substantiam corporis nostri. — Et nota quod quaedam est superfluitas radicalis, alia est cibalis. Radicalis est illa quae provenit ex impuritate vel abundantia primi spermatis sicut sanguinis menstrui. Illa quae provenit ex impuritate facit lapsum aegritudinalem in complexione sicut lepram, podagram, variolas et similia. Quae vero est ex abundantia facit lapsum aegritudinalem in compositione sicut sunt monstra ex abundantia vel magnitudine membrorum. Superfluitas cibalis tripliciter distingui potest: uno modo a suo fine, 2° a digestione, 3° ex parte membri. Primo modo distinguitur a suo fine, quoniam quaedam est superfluitas quae ordinatur a natura propter conservationem et sic sperma est superfluitas, est enim propter conservationem individui in sua specie aeternaliter, alia est propter decorem et sic sunt pili in barba et capilli in capite. Alia est propter defensionem et captonem et sic ungues sunt in animalibus. Alio modo distinguitur penes digestiones, et quia tres sunt digestiones, superfluitas 1ae digestionis est grossa quae per intestina evacuatur et est secessus; superfluitas 2ae, quae est in epate, est aquositas humorum quae per urinales vias evacuatur, sed 3ae digestionis superfluitas quae est in membris est triplex secundum quod tres humiditates etiam in membris generantur. Prima humiditas est ros, cujus superfluitas est sudor, unde natura convertit illam superfluitatem in vaporem et tunc ille vapor est multum humidus et sic convertitur in sudorem vel est multum siccus et subtilis et sic resolvitur insensibiliter, vel est multum terrestris et grossus et sic facit scabiem, pruritum et similia; vel ille vapor est mediocris inter humidum et siccum et sic est materia pilorum. Secunda humiditas est cambium, cujus superfluitas est hypostasis, quae cum urina exit. Tertia humiditas est gluten cujus superfluitas est sperma et non peccat in quali sed in quanto secundum quosdam. Tertio modo possunt distingui penes membra, unde tria sunt membra principalia habentia emunctoria propria quibus suas superfluitates expellunt sicut subassellae cordi, inguina epati, nares cerebro, per quae expellit superfluitatem flegmaticam et oculi, per quos expellit superfluitatem melancholicam et aures per quas expellit superfluitatem colericam et testiculi habent virgam per quam expellunt superfluitatem spermaticam. Nota etiam quod finis communis omnium superfluitatum est depuratio nutrimenti.

Supercilium Ras., Arist.

Surditas Hipp. IV. 19: quibus felle egestiones etc.; Avic, Ras., Const., Serap., Arist. Q. s. juniperus.

Scabies Avic., Ras, Constant.

Scamonea Gal., Avic.

Screatus Gal.

Sciatica Hipp. Aph. VI. 5: quibuscunque a sciatica etc.; Avic. Q. s. podagra.

Scientia Gal.

Scorpio Avic., Ras., Constant. Q. s. sputum et venenum.

Scrophulae Avic., Averr., Const., Serap.

Spandidatio Gal.

Spasmus Hipp. Aph. II. 24: febrem in spasmo; IV. 10: elleborus periculosus etc.; V. 1: spasmus ex elleboro; 44: a spasmo et tetano; pronost. III canon 1: pueris in acuta febre spasmus etc. Gal., Avic., Constant., Averr., Joh. Heb. Mes.; Serap., Arist. Q. s. epilentia, jectigatio, palpebra, quartana, rigor et singultus.

Spatula Avic.

Splen Hipp. Aph. VI. 37: quicunque splenetici; Gal., Avic., Ras., Averr., Arist. Q. s. durum, flebotomia, melancholia, quartana et hydropisis.

Sperma Gal., Avic., Averr., Hali, Const., Arist. Q. s. coitus, delectatio, gemini, masculus, mulier, ovum, pollutio, ruptura, spiritus, sterilis et testiculus.

Speculatio Gal.

Spiritus Gal., Avic., Averr., Hali, Is., Const. Vergl. Amand p. XXXIX (statt appositio verbessere apoplexia), wo der Anfang der allgem. Betrachtung gegeben ist; dann heisst es weiter: et sic spiritus dicitur instrumentum animae, quia cum ipso in diversis partibus corporis diversas operationes efficit et sic accipitur hic spiritus cujus diffinitio habetur in libro de differentia spiritus et animae, quod spiritus est corpus subtile uniens animam cum corpore, cujus necessitas fuit duplex: una ad uniendum corpus cum anima, quoniam spiritus est vere medium inter utram, est enim subtilior corpore et grossior anima. Secundo fuit necessarius, ut esset instrumentum animae ad diversas operationes in corpore exercendas quoniam ipsi sunt virtutum declaratores. Secundo videndum est de ejus divisione: unde spiritus est duplex: unus radicalis qui descinditur a primis parentibus cum spermate et iste generatur ex subtiliori parte spermatis sicut membra generantur ex grossiori; alius est spiritus fluens, qui generatur ex subtiliori parte sanguinis sicut ex grossiori generantur membra non radicalia vel deperdita restaurantur. Et uterque istorum est triplex: quidam est vitalis qui procedit a corde, alius animalis qui procedit a cerebro, alius naturalis qui procedit ab epate. Notandum 3⁰ quod spiritus radicalis dicitur radicalis ex eo quod non generatur ab eo quod fluit sicut sunt partes nutrimenti subtiliores ex quibus generatur spiritus fluens, quo ideo dicitur fluens, sed quia generatur ex eo quod non fluit nec refluit sicut ex spermate, quoniam omnis spiritus tam radicalis quam fluens dicitur influere virtutem membri, quoniam omnis spiritus delator est virtutum et ab hac influentia omnis dicitur fluens. Ulterius notandum quod spiritus radicalis comparatur ad fluentem sicut materia ad formam et potentia ad actum, quoniam spiritus fluens a corde est principium operationum ut forma, non quidem perficiens sed ut actus scil. respectu operationum, quoniam forma comparata ad operationem id est ut ab eo procedat operatio dicitur actus, quae operationes eliciuntur ab ipso spiritu radicali, ut a potentia. Ulterius sciendum quod spiritus dicitur substantia corporea composita licet sit medium inter corpus et animam non tamen secundum participationem, sed est medium secundum dispositionem. Si dicatur contra, quia spiritus dicitur nutriri ex aere modo nullum compositum nutritur ex simplici, dico: quod aliquid dicitur nutrire dupliciter: uno modo proprie et illud est quod convertitur in substantiam nutriti et isto modo spiritus non nutritur ex aere; alio modo large et sic omne istud quod conservat aliquid dicitur nutrire illud sicut nutrix puerum et sic spiritus aëre nutritur scil. in spiritu, scil. quia cum sit corpus subtile ne superfluo calore corporis incendatur. Dubitatur contra dicta: dictum est quod spiritus est necessarius ut fiat per ipsum unio animae cum corpore; contra: quia perfectio per se unitur suo perfectibili, sed anima est perfectio corporis, ergo non est quaerenda causa quare ex anima et corpore fiat unum per se nisi quia unum est in potentia et reliquum in actu, sed hoc est sine spiritu, ergo etc.; iterum complexio est sufficiens medium ad unionem animae cum corpore, quoniam nobiliori complexioni debetur nobilior anima, ergo spiritus frustra ponuntur. Ad hujus evidentiam sciendum, quod anima comparatur ad corpus tripliciter: uno modo sicut forma ad materiam; 2° modo sicut perfectio ad perfectibile, 3° modo sicut motor ad mobile. Secundo sciendum quod medium est triplex: scil. secundum situm et secundum participationem et secundum dispositionem. Medium secundum participationem est duplex: unum privativum quod neutrum extremorum participat et istud est duplex, quia vel participat neutrum extremorum secundum veritatem vel secundum similitudinem, et isto ultimo modo spiritus est medium inter corpus et animam, quia cum utroque habet similitudinem quandam. Aliud est medium positivum quod conficitur ex utrisque extremis sicut medii calores ex extremis, et isto modo spiritus non est medium inter corpus et animam. Medium secundum dispositionem est duplex: quoddam est corporeum, et sic spiritus est medium inter corpus et animam, aliud est incorporeum, et sic complexio est medium inter corpus et animam, et utrumque tam spiritus quam complexio est instrumentum animae, ut anima est actus vel motor et est medium seu dispositio, ut anima dicitur perfectio; tamen differenter utrumque est instrumentum animae, quia spiritus est instrumentum immediatum respectu complexionis et mediatum respectu virtutis, unde ista se habent per ordinem in comparatione ad operationem: virtus, spiritus, complexio et membrum; primo enim est virtus, deinde spiritus, deinde complexio, deinde membrum. Per hoc patet ad objecta: quia perfectio non unitur suo perfectibili nisi dispositi et forma potentiae nisi dispositae, modo disponuntur per spiritus et complexionem licet indifferenter sicut dictum est et ista dicuntur instrumenta animae prout ipsa est motor et corpus mobile, et dicuntur dispositio ut ipsa est perfectio et forma, et corpus est potentia et perfectibile — Deinde dubitatur, utrum spiritus vitalis et naturalis insint plantis et animalibus non habentibus cor et epar, et utrum animalibus insint non habentibus cerebrum. Et dico ad omnia ista quod in istis non est spiritus univoce ut in animalibus perfectis sed analogice et secundum proportionem, sicut nec et cor aut cerebrum inest ipsis, sed aliquid proportionale; propter eorum enim imperfectionem habent operationes imperfectas et ideo natura non ordinavit in ipsis spiritus, sed aliquid proportionale ipsis, mediante quo suas operationes exercent. Si quaeratur quomodo isti spiritus differunt, dico quod omnes spiritus sunt idem materialiter et radicaliter quia omnes generantur ex spiritu vitali, sed formaliter differunt i. e. per diversas operationes quas exercent secundum diversitatem organorum in quibus manifestantur operationes ipsorum. Sed quomodo spiritus animalis generatur ex vitali eo quod spiritus animalis est subtilior vitali et tamen in corde est caliditas major quam in cerebro? Ad quod dico quod subtile uno modo est idem quod rarum et sic distinguitur contra compactum et isto modo est illud quod subtile generatur a calido fortiori et sic spiritus vitalis est subtilior animali. Alio modo subtile est idem quod pervium vel diafanum, et sic distinguitur contra opacum, et sic spiritus animalis est subtilior vitali spiritu, et illud quod est sic subtile non oportet quod fiat a forti calido sed temperato, et tale calidum reperitur in cerebro, immo tale depuratum quandoque fit a frigido sicut apparet in crystallo. Spiritus vero naturalis est materialior spiritu vitali, et talis fit per ingrossationem et ulteriorem digestionem quoniam caliditas epatis est magis humida et minus calida caliditate cordis et a tali procedit melior digestio. Et sic patet quomodo sit dicendum de spiritu animali, licet Avicenna videatur imaginari quod transitus ejus per rete mirabile habeat spiritus subtiliare, quem modum non possum bene intelligere. Nota etiam etc. Schluss bei Amand p. XL.

Spissum Gal., Arist.

Spuma Hipp. Aph. II. 38: quibuscunque spuma; Gal., Arist.

Sputum Hipp. Aph. IV. 35: excreationes in febribus; II°

pronost. canon 27: sputum utile est in omni aegritudine etc. 31: sputum subsanguineum etc.; Gal., Avic, Ras., Averr., Const. Q. s. crocus, pleuresis et ptisis.

Squinancia Hipp. Aph. V. 8: quicunque quidem squinantiam effugerint etc.; VI. 31: a squinante habito; VIII. 41: a squinante habito tumor etc.; III° pronost. canon 12: squinantia pessima; Gal., Avic., Ras., Constant.

Status Hipp. Aph. I. 9: contemplari oportet; 4: quibus continuus est status etc.; Gal. Non est possibile uti evacuatione venarum nec dare cibum in hora status aegritudinum et inflammationis earum; Avic., Ras., Const. Q. s. crisis, dieta, hora, principium aegritudinis et tertiana.

Stranguria Hipp. Aph. VI. 38: quicunque ex stranguria; VII. 40: stranguriam et dysuriam; Gal., Constant. Q. s. vesica et urina.

Stella Gal., Avic., Is., Averr., Joh. Damasc., Arist. Q. s. sol.

Stercus Hipp. II° pronost. canon 16: stercoris egestio, IV° canon 7—9 de eadem materia; Gal.: Vapores et venti inflativi et fumus qui elevatur a stercore quando veniunt ad latus infirmum faciunt in ipso dolorem et ideo concludit in fine commenti, quod ventre constipato ptisana non debet dari (II° reg. acut. comm. 34); Avic., Ras., Averr. Q. s. sanguis.

Sterilis Gal., Avic., Arist.

Sternutatio Hipp. Aph. VI. 2: a singultu habito sternutatio; VII. 42: sternutatio fit a capite etc. et canon 2 pronost. II°: sternutatio sine rheumate etc.; Gal., Avic., Averr., Const., Arist. Q. s. nares, singultus, tussis. Nota quod sternutatio in febre ex apostemate veniens mala est quia materia apostematis imbibita est in cerebro et per motum sternutationis non potest expelli, immo magis attrahitur ad locum et tamen est utilis in singultu de repletione et in suffocatione matricis eo quod in sternutatione fit motus cerebri quo moto moventur nervosa et sic in singultu stomachus moveatur ad expellendum repletionem ejus juvatur per motum sternutationis similiter etiam matrix.

Stypticum Gal., Avic., Is, Joh. Heb. Mes. Q. s. ponticum.

Stoliditas Avic.

Stomachus Gal. Quando stomachus fuerit servans sanitatem suam laeditur omnibus amaris et asperis et delectatur in rebus dulcibus tantum (III° regim. acut. comm. 12); Avic., Ras., Averr., Is., Constant. Q. s. appetitus, absinthium, aqua, cibus, corallus, chylus, digestio, fames, frigidum, intestinum, nutrimentum, os stomachi, syncopis, singultus, venter, vinum et yerapicra. — Potest quaeri si stomachus nutriatur ex chylo. Ad quod dico, quod duplex est nutritio: una proprie dicta et non est aliud quam restauratio ejus quod deperditur ex humido radicali per actionem caloris naturalis in ipsum et illud quod sic nutrit oportet quod transiverit per tres digestiones et sit humiditas effecta, et loquendo de tali nutritione constat quod chylus non nutrit stomachum. Alia est nutritio large dicta quae non est aliud nisi quaedam refocillatio seu delectatio et isto modo stomachus nutritur chylo, quia chylus facit cessare appetitum, quia appetitus est indigentia frigidi et sicci, ideo humiditas chyli superveniens aufert appetitum sicut aqua frigida modica projecta aufert motum aquae ferventis.

Stupefaciens Gal. Medicinae quae fiunt ex opio, jusquiamo et mandragora non removent dolorem qui fit in pleuresi, verum ipsi non faciunt aliud nisi quod stupefaciunt sensum (II° regim. acut. comm. 31); Avic., Serap. Q. s. dolor.

Stupor Hipp. Aph. V. 24: in articulis tumores etc.; Avic., Constant. Q. s. frigidum.

T.

Tactus Gal., Avic., Averr., Hali, Const., Arist. Q. s. delectatio.

Taciturnitas Gal.

Tempus Hipp. Aph. III. 1 mutationes temporum; 2: in temporibus quando eadem dies, V. 3: immoderatis temporibus etc.; Gal. Tempus est ratio procedens ex cursu solis et ex mutatione elementorum per numerum et oppositionem planetarum et signorum (libro de spermate); Avic., Averr., Const. — Nota quod in medicina tempus dicitur de duobus, scil. de temporibus aegritudinis et de temporibus anni. Unde tempora aegritudinis tripliciter distinguuntur, uno modo a parte accidentium et symptomatum, unde quando primo apparent accidentia dicitur principium aegritudinis, quando augmentantur dicitur augmentum aegritudinis, quando vero figuntur et fiunt fortissima dicitur status, quando vero minorantur fit declinatio. Secundo distinguuntur ex parte signorum digestionis unde quando non apparent signa digestionis dicitur principium aegritudinis, quando incipiunt apparere, tunc est augmentum; quando complentur et perfecte apparent tunc est status; quando vero materia expellitur prius digesta dicitur declinatio. Tertio modo distinguuntur ex parte expulsionis superfluitatum unde quando nihil expellitur sicut in pleuresi et peripleumonia quando nihil spuit vel parum, dicitur principium aegritudinis et tunc fiunt dolores fortes, quoniam tunc fit generatio saniei; quando vero incipit spuere dicitur augmentum et tunc cessant dolores licet non omnino quoniam tunc facta est sanies; quando maxime spuit dicitur status et tunc omnino cessant dolores; quando vero infirmus quiescit, dicitur declinatio. Nunc videndum est de temporibus anni: primo de vere, utrum sit tempus temperatum sicut dicunt omnes medici vel calidum et humidum sicut dicunt Aristoteles et Averroes. Ad quod dicunt quidam quod ver potest accipi dupliciter: uno modo effective et sic est tempus calidum et humidum, quia habet calefacere et humectare, alio modo potest accipi formaliter et sic est temperatum. Tamen ista responsio non valet quia Galenus probat directe quod effective non sit calidum et humidum quia tempus non esset sanissimum; etiam probat quod sit temperatum effective, quia si inveniat corpora sana et munda conservat ea in sua consistentia naturali et ideo dicitur aliter ab aliis, quia ver respectu complexionis calidae et humidae est tempus temperatum, sed in se est calidum et humidum; sed ista responsio est nulla, quia calida corpora et humida magis infirmantur in vere quam in alio tempore, ideo dico aliter, propter quod est sciendum, quod tempora anni secundum medicos distinguuntur ex immutatione quam facit aer in istis inferioribus secundum diversitatem impressionum factam in ipso a corporibus supercoelestibus maxime solis per ejus videlicet distantiam et propinquitatem ad nos, et quia ista impressio non est uniformis in istis inferioribus, immo quando est aestas apud nos qui sumus in quinto climate, est hiems his, qui in 1° vel 2° climate habitant, quando ergo solis distantia vel propinquitas est talis quae non distrahit aërem a sua natura quae est calida et humida sed ipsam in sua conservat consistentia, illud tempus procul dubio dicitur temperatum et istud est tempus veris, quia ver est medium inter hiemem quae est frigidissima et humidissima et aestatem quae est calida nimis et sicca. Etiam est in aequali distantia ad solem, sed quando impressio solis distrahit aeris naturam ad frigiditatem et humiditatem, est tunc tempus hiemis, quando ad caliditatem et siccitatem est aestas, quando ad frigiditatem et siccitatem est autumnus. Dico ergo quod medici posuerunt ipsum temperatum eo quod sol non distrahit aerem in vere distractione notabili de qua sit curandum extra naturam suam sicut hoc facit in aliis temporibus. Philosophi vero dixerunt ipsum calidum et humidum quoniam secundum veritatem aër tempore veris declinat ad caliditatem et humiditatem, quia illa est natura sua propria, et sic est dicendum. Tunc ad rationem Galeni et aliorum auctorum dicendum est, quod non est calidum et humidum humiditate egrediente a natura aëris existentis in sua consistentia, quia tunc esset causa putrefactionis et morbiferum, sed bene est humiditate naturali, ideo est tempus sanissimum. Secundo potest quaeri utrum sit tempus sanissimum; quod non, quia in vere generantur morbi pessimi. Dico quod in aliquo tempore possunt generari aegritudines duobus modis: uno modo ex materia aggregata in tempore illo et sic tempus illud in quo sunt tales aegritudines, est morbiferum, alio modo, quod fiunt aegritudines ex materia generata in alio tempore et sic non oportet, quod tale tempus sit morbiferum, immo est sanissimum, quia tunc natura ratione fortis virtutis nititur expellere malos humores aggregatos in tempore praecedenti ad exteriora corporis. Tertio dicitur de complexione aestatis, quomodo aestas ponitur calida et sicca cum sol in aestate magis distet a nobis quam in hieme. Ad quod dico, quod accessus vel recessus solis ad nos non est causa sufficiens calefactionis in istis inferioribus sed quaeritur mora sufficiens et directus aspectus radiorum solarium super terram causans ipsorum reverberationem et profundationem ex quibus causatur caliditas in aestate, in hieme vero frigiditas, quia radii solares lateraliter se diffundunt nullam facientes reverberationem et modicam moram facit. Etiam in hieme multi vapores elevantur ab aqua et terra qui aërem infrigidant, ideo ista est causa, quare valles sunt calidiores montibus. De autumno visum est loco suo supra.

Temperatum Gal. Corporis perfectio non est nisi cum temperamento (II° af. 52): Averr., Hali, Const. Q. s. cutis.

Tenasmon Gal.

Tepidum Gal.

Terra Gal., Avic, Const., Arist. Q s. regio Nota

quod terra quae est in vallibus calidior est montibus, licet sit magis remota a sole propter causas quattuor: 1ª est solis reverberatio, 2ª est ejus mora diuturna; 3ª est radiorum solis inspissatio seu aggregatio; 4ª est eventationis privatio, et 4 causae contrariae sunt causae quare montes sunt frigidiores licet sint soli propinquiores quoniam approximatio agentis ad patiens non est causa per se sufficiens actionis, immo requiritur mora seu spatium sufficiens, aliter non fiet actio etc.

Tertiana Hipp. Aph. IV. 46: tertiana vera etc.; Gal., Avic., Ras., Averr., Is. Q. s. ethica, febris generatio, paroxysmus, quartana et rigor.

Testiculus Hipp. Aph. VI. 21: testiculorum si incidantur etc.; et II° pronost. canon 4: si testes et virga; Avic., Ras., Averr., Hali, Constant., Arist. Q. s. castratum, coitus, Deus, eunuchus, membrum et sperma. Nota quod testiculi sunt membra necessaria propter generationem et speciei conservationem, cujus conservatio fieri non potest sine generatione maris et feminae, et quia ex dextro testiculo descinditur semen, ex quo generatur masculus, et in sinistro descinditur semen, ex quo generatur femina, cujus signum est quia pastores volentes generationem masculi ligant sinistrum testiculum arietis et volentes generationem femellae ligant dextrum ne ab eis sperma descindatur ut patet per philosophum II° de generatione animalium, ideo fuerunt testiculi duplicati, alia vero membra principalia sicut cor, epar et cerebrum non.

Tetanus Hipp. Aph. V. 4: quicunque a tetano apprehenduntur et 5: a spasmo et tetano; Avic.

Timor Hipp. Aph. IV. 53: in febre ex somnis etc.; Gal., Avic., Ras., Averr., Const., Arist. Q. s. aborsus et melancholia.

Tyriaca Gal., Avic., Averr., Joh. Damasc. Q. s. allium et quartana.

Tyria Avic., Const.

Tortura Avic., Ras.

(Con)Torsio Avic.

Tota species Gal., Avic., Averr. Q. s. agens et conveniens.

Tussis Hipp. Aph. 42: quibus tusses siccae etc. et VI. 30: hydropisi tussis superveniens etc.; Gal.: Mundificatio pulmonis ex humiditatibus quae sunt in eo, fit per tussim (II° reg. acut.

comm. 2). Tussis sicca in hydropisi proveniente ex epate spem vanam salutis protendit (II° pronost. comm. 3); Avic., Averr., Arist. Q. s. boreas, hanelitus, pulmo, pleuresis, singultus, screatus et sternutatio.

Thus Gal.

Trauli Hipp. Aph. VI. 27: trauli a diarrhoea etc.; Gal., Avic. Q. s. balbuties.

Tremor Gal., Avic., Ras., Averr., Const., Arist. Q. s. cor, rectificatio et rigor.

Tryfera Gal.

Tristitia Gal.: Tristitia nihil aliud est nisi dolor animae, unde major denigrat minorem nisi sit de una re (II° af. 46); Avic., Ras., Averr., Is., Const,, Arist. Q. s. aborsus, ira, splen et timor.

Tropicum Gal.

U. V.

Vacuum Gal., Avic.

Vanitas Gal., Arist.

Vapor Gal., Avic., Arist. Q. s. odor, somnus, spiritus et ventositas.

Varices Avic. Q. s. elephantia.

Variola Avic.. Ras., Is., Const. Q. s. morbillus.

Vena Gal., Avic., Averr., Arist. Q. s. arteria, cor, digestio, flebotomia et sanguis.

Venenum Gal., Avic, Hali, Const. Anfang s. Concord. v. Amand p. XL quia nihil unum et idem est conveniens et contrariam per unam et eandem naturam. Oppositum dicit Avic. IV° Canonis f. 5, quod vipera attrahit venenum et interficit per eandem naturam. Ad hoc dico quod medicina quae liberat a veneno est multis modis: una est quae liberat a complexione alterando venenum corrumpendo et sic medicina calida confert veneno frigido et frigida calido et secundum istum modum lac, butyrum, amygdalae dulces competunt veneno habenti acuitatem secundum Rasem IV° Almansoris, et allium competit morsui scorpionis secundum Avicennam IV° Canon. f. 6. Alio modo liberat medicina calorem et spiritum confortando et sic tyriaca liberat a venenis calidis et frigidis quoniam natura confortata per tyriacam utrisque repugnat, et sic omnia aromatica competunt contra venena. Tertio modo liberat medicina expellendo venenum ad exteriora sicut sunt illa quae movent humores et calorem ad exteriora sicut sunt omnia diuretica. Quarto valent illa, quae removent humores a facie veneni sicut omnes medicinae laxativae. Quinto valent medicinae exterius appositae, quia vel prohibent transitum veneni et sic ligatura fortis vel narcotica posita super membrum valent; idem faciunt vigiliae calorem ad exteriora movendo aut venenum attrahunt et ista sunt tria, calidum, vacuum et tota species. Primo modo competunt calida rubificantia, secundo modo competunt ventosae cum scarificatione vel sine scarificatione aut appositio sanguissugarum super locum venenatum. Tertio modo competunt illa quae attrahunt a tota specie sicut caro viperae attrahit venenum viperae et scorpio venenum scorpionis, et isto ultimo modo quaerit dubitatio. Ad quod dico quod per eandem naturam liberat a veneno et interficit tamen aliter et aliter, quia per se liberat eo quod caro posita in medicina per ejus confectionem acquirit alium modum operandi quam haberet per se sumpta, licet non aliam formam acquirat, quia cum aliis componentibus sumpta habet rationem medii inter naturam nostram et naturam veneni eo quod per componentia frangitur ejus malicia et sic est amica per accidens, sed (Schluss bereits bei Amand p. XL abgedruckt).

Venter Hipp. Aph. part. II^{ae} ultimus: quicunque ventres habent humidos, Gal.: Humidi ventres naturaliter neque pleuresim neque aliquas infirmitates incidunt (VI^{0} af. 32), Avic., Arist. Q. s. pleuresis et pluvia.

Ventus Gal., Avic., Ras., Averr, Const., Arist. Q. s. luna et paralysis. Notandum quod ventus est vapor frigidus et siccus a terra et aquis dissolutus a calore solis usque ad medium interstitium aëris elevatus ibi condensatus ideoque cogitur descendere et descendendo partes aeris commovere et fit ventus. Ex quibus apparet, quod causa materialis venti est vapor, causa efficiens est duplex: scil. calor solis elevans et frigiditas medii interstitii condensans. Notandum tamen quod calor solis non oportet quod sit multum calidus, quia talis consumeret et resolveret vaporem nec quod sit multum debilis quia non attraheret. Oportet ergo quod sit calor mediocris; etiam vapor non oportet quod sit multum siccus, quia sic consumeretur antequam posset elevari nec multum humidus quia sic nimis condensaretur et causaret pluviam, ideo pluvia facit cessare ventum, quia ille vapor qui debet causare ventum convertitur in pluviam. Secundo videndum est de numero et distinctione ventorum, unde venti secundum medicos sunt quattuor tantum, quia cum venti distinguantur ex locis suis in quibus oriuntur et talia loca aut regiones apud medicos non sint nisi quattuor scil. oriens, occidens, meridies et septentrio, ideo non sunt nisi quattuor venti scil. orientalis vel subsolinus, qui venit ab oriente, occidentalis vel favonius qui flat ab occidente, meridionalis sive auster qui flat a meridie, septentrionalis sive boreas, qui flat a septentrione, et quare medicus non ponit nisi istas IV regiones causa est, quia diversitas proveniens ex diversis regionibus in corpore humano sensibili magis provenit ex istis IV similiter ex istis IV ventis. Verum est quod secundum naturales[1]) plures ponuntur ut patet in his versibus: Sunt subsolanus, vulturnus, et eurus, eoi || Circinus occcasum, zephirusque favonius afflant || Atque die medio nothus haeret, africus auster || Proveniunt aquilo boreas, et eous ab arcto (cfr. de Renzi, Schola Salernitan. V p. 2 V. 42—45), et ideo est: quoniam philosophi magis secundum essentiam inquisiverunt de diversitatibus locorum et regionum et non secundum immutationem quam faciunt in corpore nostro tantum, isti venti etiam distinguuntur penes diversas naturas suas quas habent, quoniam ventus orientalis dicitur calidus et siccus, occidentalis frigidus et humidus, meridionalis calidus et humidus, septentrionalis frigidus et siccus, unde licet omnis ventus cum sit de vapore frigido et sicco debet esse frigidus et siccus nihilominus istas complexiones acquirunt ex locis per quae transeunt, quoniam secundum veritatem in locis in quibus habent ortum primo omnes sunt frigidi et sicci, unde orientalis calidus et siccus, quia plaga orientalis est calida et sicca eo quod sol ascendendo calefacit plagam illam, et ventus ibidem generatus fertur ad nos cum sole ideo semper calefit, plagae orientali non subsunt maria, quare non elevantur vapores humidi sed sicci, qui non resistunt calori solis, immo ei obediendo calefiunt, ideo ille ventus dicitur calidus et siccus et ideo inter omnes ventos est altior, ideo tunc venatio est bona cum canibus, sed occidentalis est frigidus et humidus eo quod aere supposito a parte occidentis multi resolvuntur vapores grossi et humidi, quia illi aëri mul-

[1]) Naturales bedeutet hier Naturforscher (scil. philosophos)

tae aquae supponuntur, et ideo ille aër ratione illorum vaporum resistit calori solis, quare non potest calefieri et ideo ille ventus est magis bassus, fertur enim super terrae superficiem, quare tunc non est bonum venari eo quod canes non possunt bene odorare praedam, ideo ille ventus etiam est pluviosus. Sed ventus meridionalis calidus est et humidus; calidus est quia sol super illam plagam directius elevatur et infigit radios suos, cui etiam supponitur magnum mare, a quo attrahit et elevat multos vapores grossos et turbidos, ratione quorum dicitur humidus, ideo iste ventus habet aerem turbare et nubes grossas in aere generare, corruscationes et tonitrua, pestilentias et omnes corruptiones. Boreas vero frigidus et siccus, quia sol non directe sed lateraliter fertur super septentrionem, ideo habitantes in septentrione habent aestatem brevem et hiemem longissimam, ideo est regio deserta et montuosa non libera, sed plena gelu et nive et est siccus, quia illi plagae non subsunt aquae vel maria, quare vapor elevatus est siccus, ideo habet aërem clarificare privative, quia non elevat vapores turbidos et grossos aerem turbantes sicut auster, ideo iste ventus raro diu flat, quia in ejus loco fit vaporum modica elevatio; alia causa redditur, quia nos subsumus regioni septentrionali in isto V° climate, modo dictum est, quoniam boreas apud habitantes in I° vel II° climate apud libram dicitur calidus et humidus, et auster frigidus et siccus, ideo boreas incipiens apud nos est debilis et finiens fortis et auster e converso, sic ergo apparet de natura et proprietate ventorum ex quibus apparet quod boreas est melior per accidens aliis eo quod calorem naturalem ad interiora coadunat et reddit ergo digestivam fortiorem. Sic et de temporibus hiemis et sic prodest virtuti naturali, prodest etiam virtuti vitali eo quod aërem clarificat, prodest etiam virtuti animali eo quod spiritus clarificat aere clarificato, etiam ejus superfluitates expellit comprimendo sicut facit spongia; auster vero propter causas contrarias est deterior.

Ventositas Gal., Avic., Ras., Serap. Q. s. ablutio, aborsus, allium, digestio, inflatio, ructus, sonitus, sperma, spuma et virga virilis.

Ventosa Gal., Avic., Ras., Hali., Is. Q. s. fluxus ventris, evacuatio et oblivio.

Ver Hipp. Aph. III. 15: secundum tempora veris etc. et 18: vere si quidem maniae et VI. 40: quibuscunque flebotomia etc., Gal., Avic., Averr., Is, Constant., Arist. Q. s. flebotomia et medicina.

Verecundia Gal, Arist.

Veritas Gal., Avic., Averr. Q. s. antiquus, artifex, medicus et Ypocras.

Vermis Avic., Serap., Arist. Q. s. putrefactio.

Veruca Ros., Constant.

Vertigo Gal., Avic., Ras., Averr.

Vesica Hipp. VI. 6: nefretici et circa vesicam etc.; Gal., Avic., Ras., Averr., Serap, Arist. Q. s. deus, matrix, renes, stranguria et urina.

Vetula Avic. [Vetulae sunt prudentiores viris in removendo amorem hereos licet viris insit ars nobilior arte vetularum III° Canonis f. 1 cap. de ylisci].

Via Gal.

Victum Gal.

Vigiliae Hipp. Aph. VII. 16: in vigiliis desipientia malum; Gal. De aptitudine vigiliarum est ut resolvant corpus et exsiccent ipsum; de aptitudine somni est, ut digerat et humectet loca intrinseca corporis et prohibeat spiritum qui currit in corpore a motu (II° reg. acut. comm. ultimo); Avic., Ras., Averr., Isaac, Constant., Arist. Q. s. Aristoteles, fames et somnus.

Villus Gal, Avic., Hali. Q. s. intestinum, mery, motus, musculus, operatio et somnus.

Vinum Gal.: Causa communis omnibus vinis est confortatio virtutis (III° regim. acut. comm, 2); Avic., Ras., Averr., Isaac, Const., Serap., Arist. Q. s. aqua, acetum, ebrietas, extenuatio, puer, venenum et virtus.

Vipera Avic. Q. s. fel et oculus.

Virido Gal., Averr.

Virgo Avic., Ras. Q. s. vulva.

Virga virilis Hipp. Aph. VII. 28: quibuscunque in utero etc.; Gal., Avic., Hali, Constant., Arist. Q s. erectio, impregnatio, matrix et testiculus.

Virtus Gal. Sublimior intentionum est sumpta a virtute; in cognitione vero virtutis est necessaria cognitio aetatis (III° reg. acut. comm. 42). Prohibitio a cibo per accidens dicitur in eo quod prosternit virtutem (III° reg. acut. comm. 43); Avic., Ras.. Averr., Is., Joh Damasc., Arist. Q. s. anima, cor, diaeta, dolor, evacuatio, frigidum, operatio, repletio, syncopis et spiritus.

Virtus attractiva Gal., Avic.

Virtus animata Gal., Avic. Q. s. epilentia.

Virtus alterativa Gal., Avic., Is. Q. s. digestio, homo et quies.

Virtus discretiva Avic., Averr. Q. s. natura.

Virtus expulsiva Gal. (s. p. 102 bei Amand unter expulsiva); Avic., Averr., Const. Q. s. crisis et membrum. Nota quod virtus expulsiva juvatur multis modis, scil. mordicando quando materia mordicativa ut salsa mordicant intestina, alio modo leniendo ut violis et aliis medicinis lenitivis; alio modo comprimendo ut myrabolanis et aliis medicinis et cibis compressivis, alio modo stimulando, ut quando natura est sopita, stimulatur et movetur in die crisis a materia mala, alio modo constringendo sicut per frigida quae constringunt capita vasorum et tunc vasa expellunt suas superfluitates sicut videmus in exterioribus.

Virtus generativa Avic.

Virtus imitativa Avic.

Virtus informativa Gal., Avic.

Virtus motiva Avic.

Virtus naturalis Gal., Avic. Q. s. membrum, qualitas et somnus.

Virtus nutritiva Gal., Avic., Averr.

Virtus regitiva Gal., Averr. Q. s. regitivum.

Virtus retentiva Avic.

Virtus vitalis Avic., Const.

Vitus augmentativa Avic., Averr.

Visus Gal., Avic., Averr., Const., Arist. Q. s. color, oculus et vomitus.

Viscosum Gal., Avic., Is., Arist. Q. s. ptisana et spuma.

Vita Gal., Avic, Averr., Hali, Const., Arist., Joh. Damasc. Q. s. autumnus, coeleste, mors et regio.

Vitreolum Gal.

Vituperium Gal.

Vivum Gal., Avic.

Vomitus Hipp. Aph. I. 2: in perturbationibus ventris et vomitibus etc. IV. 4: difficile vomentes; II° pronost. canon 24: laudabilis est vomitus; Gal. Signatio signans vomitum est saltus labii inferioris et motus ejus (VII° pron. comm. 30; idem dicit II° reg. acut. comm. 44). S. auch Amand unter rigor p. 271. Vomitus causa est cum humores calidi natant in ore stomachi ebullientes (III° af. 22); Avic., Ras., Averr., Const., Arist. Q. s. deglutio, faba, nausea et singultus. Nota quod vomitus accipitur dupliciter: uno modo pro actu vomendi et sic vomitus est motus virtutis expulsivae et est passio oris stomachi immediate, fit enim per orificium stomachi tamquam per instrumentum immediatum et profundum stomachi sicut per instrumentum mediatum, unde forti existente fundo stomachi et orificio debili fit vomitus, sed orificio existente forti et fundo debili fit secessus. Alio modo accipitur pro re vomita et sic non est motus. De primo communiter quaeritur utrum sit motus naturalis. Ad quod dico, quod naturale dicitur 4 modis: uno modo dicitur naturale sine quo res non potest esse; 2° modo dicitur naturale illud quod distinguitur contra voluntarium et sic dicitur II° peri harmonias et IX° metaphysicae, quod potentiae naturales sunt determinatae ad unum, potestas rationalis ad opposita 3° dicitur naturale, prout distinguitur contra violentum et sic dicitur II° coeli et mundi quod motus est duplex: naturalis et violentus; violentus est qui fit contra inclinationem mobilis. 4° modo dicitur naturale quod fit a principio intrinseco, modo dico quod isto ultimo modo vomitus est motus naturalis, quia fit a virtute expulsiva, quae est virtus naturalis; sed aliis tribus primis modis non est naturalis, non primo modo, quia non est necessarius absolute, nec secundo modo, quia potest impediri causa praesente in stomacho et per secessus evacuari nec 3° modo quia omnis humor est gravis ideo movetur in motu vomitus contra inclinationem suam. Nota etiam quod ad motum subversionis stomachi non sequitur res expulsa, sed ad vomitum bene, ideo differunt vomitus et subversio.

Vox Hipp. Aph. VII. 49: quibuscunque cerebrum movetur etc.; Gal., Avic., Ras., Averr., Hali, Const., Arist. Q. s. auditus, epiglotum, lingua, raucedo et squinantia.

Ulcus Gal., Avic., Ras., Hali. Q. s. fistula.

Vulgus Gal.

Vulva Hipp. III° reg. canon 49: acetum feminis plus quam masculis est nocitivum, quia vulvae est inimicum; Gal., Ras., Averr., Const. Q. s. impraegnatio, mulier, matrix et virgo.

Vulnus Hipp. Aph. V. 64: quibuscunque tumores; 66: si vulneribus malis etc.; VI. 39: vulnera annua etc.; Gal., Avic., Ras., Averr., Hali. Q. s. caro, membrum, nervus, pulmo et sanies.

Universale Gal. Universalia accidentia non possunt coadunari in libro auctoritatis (I° inter. cap. 8). Oportet nos investigare universalia quae sunt ex multis particularibus communia, nam per illa cognoscimus (V° inter. cap. 10). Universales signationes non sufficiunt optimo medico (XIII° megat. cap. 6). Causa diversitatis in omni arte est una et est, ut rem particularem ponat universalem (I° reg. acut. comm. 16). Sicut rectificatio artis non fit nisi per discretionem rerum universalium a particularibus, similiter nec judicium in ea (I° reg. acut. comm. 10); Averr., Hali. Q. s. rectificatio.

Umbilicus Hipp. Aph. II. 31: in omnibus morbis etc.; Avic., Arist. Q. s. infans.

Unctuosum Gal., Avic., Ras., Averr., Is., Joh. Heb. Mes., Serap. Q. s. ebrietas et vomitus.

Unguentum Gal. Unguenta et emplastra attrahunt humores ad juncturas quando corpus fuerit repletum multis humoribus et nocent multum quoniam magis attrahunt quam dissolvunt (libr. experimentorum capitulo de cura doloris anchae).

Unguis Gal. Curvitatis unguium in ethicis causa est liquefactio carnis quae stringit eos (II° pron. comm. 48); Avic., Averr., Const., Arist. Q. s. os, panaritium et pulmo.

Ungula Avic., Ras., Hali.

Urina Hipp. Aph. IV. 51: quibus urinae grossae etc.; 58: quibus urinae conturbatae; 62 usque ad finem particulae IVae: concordanciae de urina; VII. 29: quibuscunque urinae distant etc.; Gal. Signationes digestionum in urina sunt multae, scil. in qua est faex multa residens et substantia ejus procul dubio est grossior quam substantia urinae naturalis (II° pronost. comm. 60); Avic., Ras., Averr., Is., Constant., Arist., Joh. Damasc. Q. s. provocativa[1]) urinae, stranguria, vesica et ypostasis. Dieser Artikel ist 8 1/2 Seiten lang (fol. 246—249).

Urtica Gal.

Usus Avic. Q. s. cibus et aegritudo.

Uvea Gal.

---

[1]) Im Codex steht pronosticatio, vielleicht ein Schreibfehler.

Uva Hipp. III° pronost. canon 18: uvam mundam incidere; Gal., Avic.

Y.

Yera Gal., Avic. Q. s. oculus.

Ydromel Gal. Quando non est quantitas ejus quae est in ipso de melle multo tunc ydromel excitat sitim et viscosum efficit sputum (III° reg acut. comment 11). Avic., Ras.

Ydropisis Hipp. Aph. IV. 6: quibuscunque torsiones; VI. 7: ydropicis quae nascuntur vulnera; VI. 23: quicunque empici aut ydropici; VII. 39: si tussim habeant etc.: II° pronost. canon 1: omnis hydrops in acuta etc.; Gal., Avic., Is., Const., Serap. Q. s. aqua, cantarides, lac, epar, pes, renes, sanguis, splen et yposarcha.

Yleos Hipp. VII. 1 in leone vomitus etc.; Gal., Avic., Averr., Const., Serap. Q. s. colica.

Ylisci Avic.

Ymaginatio Hipp. Aph. II. 1 confortari mentem etc.; Avic., Ras., Averr.

Ypocrates Gal. Ypocrates super omnes excessit quoniam primus ad lucem duxit perfectam apud Graecos medicinam (libro de credulitate Galeni). Avic., Averr.

Ypocondria Hipp. Aph. IV. 60: quibus hypochondria suspensa; VI. 34: quibus dolor circa hypochondrium; I° pronost. canon 15: in hypochondriis bonum erit; II° pronost. 13: dolor sub hypochondriis; Gal. Illud quod est sub ypochondriis est una ex partibus ventris et iste locus vocatur proprio nomine hypochondrii quod est quia graeci nominant ipsum ypochondrium et expositio ejus est quod est sub costis (I° pronost· comm. 39). Avic., Const.

Ypostasis Hipp. Aph. VII. 28: quibuscunque in febre in urinis etc II° pronost canon 14: urina laudabilis cum hypostasim etc. Gal., Avic., Ras., Averr. Q. s. nebula, sedimen et urina.

Yposarcha Avic.

Ysopus Avic.

Yctericia Hipp. Aph. IV. 49: quibuscunque in febre citrinus color etc.; Gal., Avic., Ras., Averr., Hali, Const., Serap.

Z.

Zirbus Avic, Ras

Nachtrag.

p. 64 Z. 14 v. u. liest der Codex selbst monstrum; ich lese dafur (hoffentlich besser) menstruum. —

Die nach dem Register bei St. Fluor projectirten Artikel angustia, assatum, avidus, colera vitellina, colera eruginosa, conclusa, corium, deglutio, divisio, hircus (h)olus, homo, hora, junctura, obstetrix, passae, regula, spongia, virtus digestiva, zinziber, und zuccara fehlen im Text. Ueber adip vergl. Amand p. XXXIX.

Im Ganzen hat St. Fluor in seiner neuen Auflage demnach 779 Schlagwörter.

II. Die Augenheilkunde des Alcoatim.

(Aus dem Jahre 1159.)

Einleitung.

Die Königlich Preussische Bibliothek zu Erfurt, die sogen. Amploniana, besitzt einen sub fol. No. 270 asservirten, aus dem Ende des 13. Jahrhunderts stammenden, relativ gut erhaltenen, 83 Folioblätter starken Handschriftencodex, der ausser einem Fragment der Chirurgie des Wilh. von Saliceto, worüber ich an anderer Stelle bereits berichtet habe[1]), einer Abhandlung des Bernhard von Gordon über den Theriak[2]), sowie mehreren kleineren Schriften von Averroes, Gerardus de Solo u. a. gleich zu Anfang des Sammelbandes noch eine in grossen gothischen Lettern sehr deutlich geschriebene 35 Folioblätter umfassende, ziemlich correcte, mit 19 sauberen und colorirten Figuren ausgestattete, in vielen Beziehungen höchst merkwürdige Schrift über Augenheilkunde[3]) enthält. Das Verdienst, auf dieses Unicum zuerst aufmerksam gemacht zu haben, gebührt dem auch um die medicinisch-historische Litteraturforschung hochverdienten Berliner Philologen Herrn Valentin Rose[4]). Leider hat im Gegensatz zu

---

1) Vergl. Allgem. Med. Centralzeitung 1895 Nr. 37 u. 38.

2) Veröffentlicht mit deutscher Uebersetzung in Pharmaceut. Post Wien 1894.

3) Vergl. den ausgezeichneten Katalog des am 16. Juni 1892 in Kiel verstorbenen Professors der Geschichte Wilhelm Schum p. 178/179.

4) In einem in mehr als einer Hinsicht bedeutungsvollen Aufsatze im Hermes Bd. VIII p. 333 ff. über Ptolemäus und die Schule von Toledo und zwar in einer folgendermassen beginnenden Fussnote: „Ein merkwürdiges Beispiel will ich citiren, weil es zugleich ein unbekanntes Buch betrifft, das ich zuerst in Erfurt (1855) kennen gelernt habe Der Verfasser nennt sich Alcoati. In den ersten 5

den zahlreichen anderen Arbeiten Rose's diese in cultur- wie in litterarhistorischer Beziehung hochwichtige Abhandlung im Kreise der medicinischen Historiker nicht diejenige Beachtung gefunden, die sie offenbar gerade wegen der in der Fussnote gemachten Mittheilung verdient. Weder Haeser erwähnt sie in seiner Geschichte der Medicin, noch der damalige Referent in Virchow-Hirsch's Jahresberichten, der am 15. 9. 1892 verstorbene Professor Romeo Seligmann. Vielleicht würde das eher geschehen sein, wenn nicht Rose wie den übrigen Forschern die Kenntniss von der Bedeutung entgangen wäre, welche de facto Alcoatim[5]) bereits als Augenarzt in der mittelalterlichen med. Litteratur geniesst, sowie von dem Umstande, dass seine Schrift über Augenheilkunde (in einer Reihe neben mehreren anderen z. B. der bekannten von Jesu Haly) bei Guy de Chauliac nicht weniger als 27 mal citirt wird[6]). Diese Thatsache, dass die Augenheilkunde des Alcoatim im Mittelalter einen gewissen autoritativen Character besass, war allerdings bisher nicht allgemein bekannt gewesen. — Ich selbst bekam die Erfurter Handschrift zum ersten Male in die Hand, als ich den Codex vor etwa 3 Jahren zum Zweck des Vergleichs fur meine Publication uber

---

Tractatus seines Buches über den Bau und die Krankheiten der Augen und deren Heilung [dieser ganze erste handelt de occasionibus propter quas alcoati compilavit hunc librum, so anfangend: „Ego alcoati qui vidi multorum antiquorum medicorum libros“ ...] heisst es nach cod. Amplon fol. 270 [m. 5. XIV] fol. 4a 1 etc.“ Und nun folgt ein kürzeres Excerpt, wegen dessen ich auf meinen Text verweise. — Die Kenntnis von dem Rose'schen Aufsatze verdanke ich Herrn Professor Dr. Steinschneider, der mich auch auf eine von ihm selbst herrührende, reproducirende Notiz in „Zeitschrift der Deutschen Morgenländischen Gesellschaft“ XXVIII. 454 aufmerksam zu machen die Güte hatte.

[5]) Bei Guy de Chauliac, dem wir in der Schreibweise folgen, heisst er stets nur Alcoatim und nicht Alcoati, wie in unserem Codex, wo wahrscheinlich durch die Schuld des Copisten der Nasalstrich weggelassen ist.

[6]) Nicaise in seiner kostbaren Ausgabe, Introduction p. XLVIII zählt Joubert folgend 28 Male; ich habe bei wiederholter genauester Durchsicht von Alcoatim nur 27 Citate constatiren können.

den Theriak nach B. von Gordon studiren musste. Damals schon fielen mir besonders die prächtigen Figuren auf und ich wagte infolgedessen an den für die Geschichte seiner Wissenschaft so sehr begeisterten hiesigen Augenarzt Herrn Geheimen Medicinalrath Professor Dr. Julius Hirschberg gesprächsweise die Einladung zu einer Besichtigung der Handschrift. Leider musste er aus äusseren Gründen mir die Ehre refusiren; auch glaubte er sich von dem Studium des Autors als eines mittelalterlichen bezw. nachgalenischen keine wesentliche Bereicherung der pragmatischen Kenntnisse versprechen zu dürfen, eine Ansicht, der ich a priori allerdings ohne Weiteres beipflichten musste. Anderweitige Arbeiten verhinderten mich damals gleichfalls, dem Codex eine eingehendere Lectüre zu widmen und die Angelegenheit weiter zu verfolgen. So kam es denn, dass ich weder dem Autor noch dem Inhalt seines Werks die gebührende Beachtung schenkte. Inzwischen hatte das intimere Studium der chirurgischen Litteratur des Mittelalters mich mehr und mehr auch mit den scheinbar obscureren Autoren, wie sie in besonders grosser Anzahl von Guy de Chauliac erwähnt werden, bekannt gemacht. Namentlich die Arbeit über die angebliche Chirurgie des Johannes Mesue (Pseudomesue) und der Gedanke an eine Identität mit dem Jamerius hatte mich auf jene hingeführt. Es reizte mich, auch hierüber durch Zusammenstellung der Citate etwas Exacteres zu erfahren und ich veranlasste deshalb Herrn Dr. Saland, in seiner Inauguraldissertation[7]) zunächst einmal mit Jamerius den Anfang zu machen. Dort heisst es in einer von mir inspirirten Fussnote (p. 12): „Vielleicht würde auch die Nachahmung dieses Beispiels noch für Andere bisher nicht völlig bekannte Autoren manches interessante Ergebnis liefern und zu weiteren comparativen Detailstudien die Möglichkeit eröffnen, namentlich mit handschriftlich existirenden Werken z. B Alcoatim, Rabbi Moyses, Anselmus de Janua etc. In dieser Beziehung ist Guy de Chauliac eine noch lange nicht genug gewürdigte und ausgenutzte Quelle etc." — Als nun zu meiner oben erwähnten[8]) Arbeit über Saliceto der Codex fol. 270 wiederum in meine Hände gelangte, fasste ich sofort den Entschluss, mir diesmal die Gelegen-

[7]) „Die Chirurgie des Jamerius nach den Fragmenten bei Guy de Chauliac" (Berlin 1895).

[8]) Cfr. Anmerk. 1

heit zu einer Copie nicht entgehen zu lassen. Gerade an dem Tage [am Montag den 6. Mai 1895], als ich bereits in aller Frühe sämmtliche 27 Citate von Alcoatim bei Guy de Chauliac zusammengestellt hatte und in der Absicht, die erste Hand an die Abschrift selbst zu legen, die hiesige Kgl. Bibliothek betrat, kam mir bereits Herr Prof. Steinschneider mit der Frage entgegen, ob ich eine inzwischen von ihm an mich gesandte Karte erhalten hätte. Als ich diese Frage verneinen musste, theilte mir Steinschneider mit, er sei von Geh. Rath Rose auf den für mich zu anderen Zwecken requirirten Codex aufmerksam gemacht worden und er bäte mich um die Ueberlassung der Oculistik zu einer partiellen oder event. vollständigen Veröffentlichung. — Ich schalte dies hier nebenbei nur aus dem Grunde ein, weil hiermit auch von anderer competenter Seite die Anerkennung des litterarischen Werths dieses Documents geliefert wird. Inderthat ist dieser über allen Zweifel erhaben und um so höher zu veranschlagen, als die monographische Litteratur des Mittelalters auf dem Gebiet der Ophthalmiatrie ausserordentlich spärlich ist. Guy de Chauliac, von dem wir bei seinem anerkannten Streben nach Vollständigkeit annehmen durfen, dass er alles, was nur irgendwie ihm litterarisch berücksichtigens- und nennenswerth erschienen ist, auch wirklich in seinem „Guidon“ heranzieht, kennt als specielle Monographieen — ich betone dieses Wort — nur folgende: 1) Die für die arabische Augenheilkunde typische Schrift des Ali ben Isa, auf die ich an dieser Stelle um so weniger einzugehen brauche, als sie bereits in mehreren Ausgaben der Coll. chir. Venet. gedruckt, in den grosseren Lehrbüchern der med. Geschichte bezw. der Augenheilkunde nach Verdienst gewürdigt, auch in der sehr gediegenen Schrift von Carl August Hille (Dresden-Leipzig 1845)[9]) einer grundlichen monographischen Bearbeitung unterzogen worden ist. Sie wird nicht weniger als 62 mal erwähnt. 2) Die sonderbare Schrift von A(l)canamusali de Baldach (= Bagdad, lebte etwa um

---

[9]) Hille erwähnt noch eine ganze Reihe von speciell arabischen Schriften über Augenheilkunde; diese Arbeiten sind aber theils Stücke aus grösseren Schriften über die Gesammtmedicin, theils nur angeblich handschriftlich vorhanden; nähere Mittheilungen über das Wie und Wo fehlen.

1250)[10]), auf deren Analyse ich gleichfalls verzichten darf, da Hille auch über sie das Wissenswertheste mittheilt[11]). Ich will nur bemerken, dass sie zum uberwiegend grössten Theil lediglich therapeutischen bezw. pharmacologischen Inhalts ist d. h. in vollen 4 Büchern (vom 2—5) und theilweise auch im 1. in allerdings sehr kurzen Kapiteln weiter nichts als Sammlungen von Recepten zu Pulvern, Augenwässern, Salben, sogen. sicf (d. i. gleichfalls Augenwässern, Collyrien), Beschreibungen von für die Behandlung von Augenkranken gebräuchlichen vegetabilischen und mineralischen Droguen bringt. Dieser Umstand, sowie die Textvarianten, die zwischen der summarischen Uebersicht der Kapitelüberschriften zu Anfang jedes Buches und bei der Wiederholung derselben an der Spitze jedes einzelnen Kapitels vorhanden sind, endlich eine Reihe von sicher unechten Zusätzen veranlassen mich selbst unter Berucksichtigung der an sich zweifellosen Minderwerthigkeit gewisser mittelalterlich medicinischer Litteraturproducte, besonders der lat. „perversiones" aus einem angeblichen arabischen Urtexte, diese ganze Augenheilkunde des Alcanamosali für sehr bedenklich su halten. Interessant war fur mich die Ueberschrift des Lib. II Cap. 11 lautend: „Quod (scil. unguentum) valet ad emigraneam et ad dolorem milce!! vel splenis"[12]). Sie wird von Guy de Ch. 12 mal erwähnt. —

[10]) Alcanamusali (oder auch Canamosali geschrieben), habe ich nach der in Choulant's bekanntem Handbuch der älteren Bücherkunde fehlenden Edition der Coll. chir. Venet. von 1506 [in hiesiger Kgl. Bibliothek sub. Ig. 2806 asservirt] studirt. Herr Professor Steinschneider hatte die grosse und dankenswerthe Liebenswürdigkeit persönlich zusammen mit der Hille'schen Arbeit aus den Schätzen der hies. Kgl. Bibliothek das betr Exemplar mir herauszusuchen. Ich danke ihm dafür vielmals auch an dieser Stelle.

[11]) Vgl. dazu auch Steinschneider's Monumentalwerk: „Die hebräischen Uebersetzungen des Mittelalters" p. 699.

[12]) Ich überlasse diesen linguistischen Hinweis event. Philologen zur weiteren Fructificirung. Vielleicht gewinnt er denselben Werth, wie Husemanns Bemerkung über das ἅπαξ λεγόμενον salbatina in seiner wohlwollenden Kritik meiner Ausgabe der Amand'schen Konkordanz (Gött. Gel. Anz. 1895 Nr. 2). Uebrigens begegnen wir germanischen Wörtern nicht selten in mittelalterlich lat. Schriften; so kommt bei Guy de Chauliac das Wort blauus vor (ed. coll. Chir.

3) Die bekannte practica des Augenarztes Benevenutus (Nicaise übersetzt Bienvenu nach Joubert), der jedenfalls identisch ist mit dem bereits in der Litteratur bekannten Benevenutus Grapheus[13]); endlich 4) unsere im Folgenden zum 1. Male publicirte Oculistik des Alcoatim[14]), — oder wie er mit vollständigem Namen heisst: Salomo filius de arit alcoati(m) christianus Toletus. Es handelt sich also, wie sich aus dem folgenden Text ergiebt, um einen christlichen Arzt der Schule von Toledo, der im Jahre 1159 unter der Herrschaft des Königs Alfons daselbst seine Compilation über die Augenheilkunde zu schreiben begann, dann in Folge verschiedener (wahrscheinlich durch practische Thätigkeit bedingter) Abhaltungen nach Beendigung der ersten beiden Bücher diese Arbeit unterbrach, um sie ein Jahr später an einem anderen spanischen Orte auf Veranlassung des den Wissenschaften und ihren Vertretern so sehr holden Emir al Mamun[15]) wieder aufzunehmen. — Dass das Werk selbst nichts weiter als eine Compilation ist (oder wie es mit dem üblichen euphemistischen terminus technicus heisst, aggregationes), ergiebt sich schon aus den Worten der Einleitung bezw. aus der Prüfung des Inhalts. Allerdings verfügt Alcoatim, das kann wohl a priori keinem Zweifel unterliegen, als viel beschäftigter Oculist auch über eigene Erfahrungen; indessen im Buche merkt man nicht viel davon. Neue Methoden gegenüber Galen, Albucasem, Jesu Hali werden nicht mitgetheilt; nur bei der Frage über die Ein-

---

Venet. 1519 fol. 18a Sp. 1); vergl. dazu die Inaugural-Dissert. von Ehlers (Berlin 1895), wo p 21 „pannus blauus“ in einem unechten Nachtrag zu den Areolae des Joh. v. St. Amand vorkommt. Auch bei dem bekannten Caelius Aurelianus (4. Jahrh. p. Chr.) ist bereits der Uebergang vom romanischen zum germanischen Idiom an einzelnen Worten zu erkennen.

[13]) Vergl Haeser, Gesch. d. Med. I p. 802; die practica oculorum des Grapheus ist inzwischen von A. M. Berger und T. Auracher (in München im Verlage der Lindauer'schen Buchhandlung) 1884 und 1886 herausgegeben worden. (Vergl. dazu Puschmann in Virchow-Hirsch's Jahresberichten.) Bei Guy de Ch. wird sie 4 mal citirt.

[14]) Vergl. oben Anmerkung 5 und 6.

[15]) So glaubt Rose das im Text vorkommende, in den spanischen Chroniken oft verstümmelte Wort mira mainino (?) lesen resp. deuten zu dürfen.

theilung der tunicae oculorum, uber die Zahl der Krankheiten (die er auf 50 festsetzt), und bei einigen anderen untergeordneten, für uns des Interesses entbehrenden Dingen geht er eigene Wege, z. B. bezuglich der Symptomatologie und Kur der obtalmia, namentlich derjenigen Form, wo sich „sanies retro corneam“ bildet. Guy de Chauliac fuhrt seine Autorität ferner ins Feld für die Behandlung von ulcera oculorum mittelst eines von ihm empfohlenen „sief“ (d. i. collyrium) de plumbo, fur die operative Therapie der Thranenfistel und mehrere andere Kapitel meist rein therapeutischer resp. pharmacologischer Natur bezw. auch für einige Receptcompositionen. Die Citate Guy's aus Alcoatim behalte ich mir aus Raumrucksichten vor, an anderer Stelle im Zusammenhange liefern zu lassen. Interessant ist übrigens, dass auch Alcoatim (wie Galen) aus Därmen bereitete Faden kennt. — Das Werk ist in 5 Bucher getheilt; das erste enthalt die Einleitung, Angaben uber Abfassungszeit und Veranlassung zu dieser Schrift und Aehnliches; das zweite Buch ist der Anatomie und Physiologie gewidmet; das dritte enthalt den eigentlich pathologischen, das vierte und funfte den therapeutischen Theil. Letzteren, d. h. die zahlreichen Receptsammlungen und Droguenbeschreibungen werde ich aus Rucksichten auf den Raum und die mir fur den Druck zu Gebote stehenden beschrankten pecuniaren Mittel gesondert in Doctordissertationen veroffentlichen lassen. Aus demselben Grunde muss ich mir eine eingehendere Analyse nach der pragmatischen Seite versagen; ich hoffe Gelegenheit zu haben, diese in Gestalt einer zweckentsprechenden deutschen Uebersetzung zu einer späteren Zeit ebenfalls der Oeffentlichkeit übergeben lassen zu konnen. Stil und Sprache sind entschieden, wie auch Rose bereits bemerkt, durchaus arabistisch. Sie ahneln ganz demjenigen Theil meiner „angeblichen Chirurgie des Joh. Mesuë“, dessen Echtheit ich fur wahrscheinlich hielt und bestätigen mir durch diese Aehnlichkeit auch meine Vermuthung nach dieser Richtung hin. Wenn man Redewendungen liest wie: corde gerimus, vertetur stilus noster, cum junctura ejus quod accidit u. A., so weiss man freilich nicht wieviel von diesen Sonderbarkeiten auf Rechnung der mittelalterlich-lateinischen perversiones zu stellen ist. Kennern des Arabischen mag das Urtheil uberlassen bleiben, ob wirklich die Araber so im Original geschrieben haben können und ob es sich demgemass nur um eine sklavisch treue Version bei diesen

Phrasen handelt, was mir sehr wahrscheinlich ist. — Ob irgendwo noch ein arabisches Original dieses Erfurter Unicums existirt, ebenso von wem die Uebersetzung erfolgt ist, vermag ich nicht mitzutheilen. Vielleicht darf man vermuthen, dass letztere auch von Gerhard von Cremona, dem bekannten lat. Translator arab. med. Werke, herrührt, der etwa 1114—1187 in Toledo lebte. Citirt werden meist in den letzten Büchern, also im therapeutischen Theil, Galenus, Rases, Johannitius, Isaac Judaeus, Joh. Damascenus, dagegen nicht Jesu Haly [Acanamosali begreiflicherweise deshalb nicht, weil dieser etwa ein Jahrhundert später lebte]. — Von Wüstenfeld und Leclerc wird unser Autor nicht erwähnt[16]. — Gemäss der von Husemann in seiner Besprechung meiner Amand'schen Konkordanzausgabe gegebenen Weisung habe ich in Bezug auf Orthographie und grammaticalische Incorrectheiten keine Aenderungen in der Copie vorgenommen, sondern möglichst getreu mich an das Original gehalten: die in ( ) befindlichen Worte sind zusätzliche Conjecturen, von mir zum besseren Verständnis resp. zur Ergänzung von Lücken gemacht. Die beigefügten Figuren, für deren Aufnahme resp. Ausführung ich dem Herrn Verleger Reimer und dem Xylographen Herrn Hartleib hierselbst besonders zu danken habe, werden hoffentlich eine willkommene Zugabe dieses im Ganzen nicht bloss litterarisch, sondern als Specimen des wissenschaftlichen Lebens in Toledo während des 12. Jahrhunderts auch culturhistorisch höchst denkwürdigen und interessanten Schriftstückes bilden.

---

[16]) Haller nennt ihn p. 141 Th. I seiner bibliotheca chir. § LXXIV unter den „Inediti varii posterioris aetatis vel incertae" mit folgenden Worten: Alcoatim saepe a Guidone citatus, videtur ocularius fuisse. Quinquaginta oculorum morbos descripsit (nach Argelata p. 90).

Incipiunt rubrice primi tractatus et secundi libri alcoati in quo determinat de figura occuli et componentibus ipsum et de signis et causis et curis que accidunt in ipso et ipsis continentibus illum.

Incipit tractatus primus de occasionibus propter quas alcoati compilavit hunc librum et est explanare figuram occuli cum rotunditate ejus ut videntes intelligant. Incipit tractatus secundus de beneficio occuli et quid sit[1]). De cristallino humore et ejus beneficio. De humore vitreo et ejus beneficio. De tunica cornea et ejus beneficio. De tunica que dicitur secundina et ejus beneficio. De tunica sclirotica et ejus beneficio. De duabus venis vacuis que vocantur nervi obtici et ejus beneficio. De spiritu visibili. De tunica aranea et ejus beneficio. De humore albugineo et ejus beneficiis. De uvea tunica et ejus beneficiis. De tunica cornea et ejus beneficiis. De tunica conjunctiva et ejus beneficiis. De intentionibus illorum qui discordati sunt in numero tunicarum oculi et ratione cujuslibet illarum. De coloribus occulorum. De lacertis vel musculis cum nervis moventibus occulum. De palpebris et pilis et eorum beneficiis.

Incipiunt rubrice tertii tractatus et de egritudinibus occulo accidentibus ut in tunicis et humiditatibus et aliis componentibus ipsum et primo de humore cristallino cum quo est visio.

De mutatione complexionis ipsius humoris et diminutione et augmentatione ipsius. De obliteratione occulorum ipsius. De egritudinibus accidentibus in humore cristallino ex permutatione

[1]) Die im Codex befindliche Numerirung ist wegen ihrer Fehlerhaftigkeit fortgelassen.

complexionis et per quiras (sic) ipsius in humore albugineo. De egritudinibus accidentibus in spiritu visibili. De debilitate visus. De egritudinibus humoris albuginei. De egritudinibus uvee tunice et primo de egritudine que prohicit occulum exterius. De dilatatione pupille. De constrictione pupille. De permutatione uvee tunice ad partem dextram vel sinistram vel superius vel inferius. De descensu aque ad occulum quem quidam cataractam vocant. De egritudinibus tunice cornee et primo de plagis. De vesicis accidentibus in cornea. De maculis et cicatricibus remanentibus post curationem plagarum et vesicarum et post variolas in pueris. De sanie que fit in cornea. De excoriatione que accidit in tunica cornea pluribus de causis ex parte exteriori. De cancro in occulo. De permutatione coloris que accidit in tunica cornea. De corrugatione accidente in cornea. De grossicie et duricie in cornea. De carnositate accidente in cornea ex incisione ungule. De egritudinibus accidentibus in tunica conjunctiva et primo de limpitudine contingente ex optalmia. De limpitudine accidente ex optalmia flegmatica. De limpitudine accidente ex optalmia melancholica. De limpitudine accidente ex causis exterioribus sicut ex calore, pulvere, fumo et forti medicina. De generatione venarum nascentia (sic!) extra naturam super occulum et (que) textuntur super ipsum et cooperientium eum. De ungula nascente in lacrimali conjunctiva ex parte majori lacrimali occuli. De pruritu accidente in occulis. De tumore et inflatione occulorum. De duricie accidente in occulis i. e. cum difficultate aperiendi palpebras. De apostemate sanioso accidente in conjunctiva occuli. De rebus ab extrinsecus cadentibus in occulum et ledentibus ipsum. De fluxu lacrimarum in occulis contingente ex lacrimalibus. De fistula in lacrimali. De ficu accidente in lacrimali supra conjunctivam. De contractione et relaxatione lacertorum moventium occulum. De egritudinibus in palpebris et in earum pilis et primo de scabie. De nodo sive lupiata (sic) generata in palpebra superiori. De putrefactione in palpebris accidente. De conglutinatione et inviscatione palpebrarum. De ordeolo quod est apostema nascens in labiis palpebrarum. De pilis nascentibus contra naturam in palpebris et de versatione ipsorum interius. De carnositate accidente in palpebris. De rubedine et pruritu in angulis occulorum et in labiis palpebrarum. De pruritu sive rubedine et in lacrimalibus. De sanie et limpitudine in palpebris. De tumore et inflatione superiorum (sic) palpebre. De apostemate duro in palpebris. De tumore et inflatione in palpebris. De verruca nata in palpebris. De nodo sive lupia in palpebris. De plaga nascente in palpebra. De nigredine et limpitudine in palpebris. De depilatione palpebrarum. De pediculis nascentibus in pilis palpebrarum.

Incipiunt rubrice quarti tractatus de medicinis simplicibus valentibus in egritudinibus occulorum et primo in generali deinde in speciali.

De cognitione omnium saporum. De medicinis simplicibus in speciali que operantur in occulis. De medicina opilativa. De medicina aperitiva. De medicina mundificativa. De medicina putrefactiva. De medicina stiptica. De medicina mortificativa. De medicina maturativa.

Incipiunt rubrice quinti tractatus i. e. de medicinis compositis.

De collirio Galeni quod tenet occulum in sua sanitate. — De collirio basiliconis et est Johannitii. De pulveribus confortativis occulorum. — Pulvis albus valens limpitudini. Coll. de antimonio. Coll. grecum. — Pulvis G. valens ad omnes species palpebrarum. Coll. regale ad opilationem palpebrarum. Coll. ferri G. contra dolores. Coll. croceum G. ad maculas. Coll. G. ad debilitatem et securitatem visus. Coll. ad obscuritatem et pruritum et saniem. Coll. album Johannitii ad limpitudinem. Pulv. Johannitii ad idem. Pulv. Johannitii ad saniem et apostema. Coll. ad obscuritatem et scabiem. Pulv. camphore Johannitii. Coll. Johannitii ad obscuritatem et lacrimas. Coll. grecum Johannitii contra maculas albas. Coll. ad idem. Coll. contra texturam venarum. Coll. ad depilationem pilorum palpebrarum. Pulv. ad scabiem in pediculos occulorum. Coll. contra maculas. Coll. replens concavitatem in cornea. Coll. capitum viperarum ad debilitatem pupille et cataracte. Coll. damasceni contra texturam venarum. Coll. basilicon ad cataractam et obscuritatem visus. Coll. faciens nasci pilos. Coll. contra pruritum et lacrimas. Pulv. contra cataractas et maculas. Pulv. contra obscuritatem et saniem. Coll. contra scabiem. Pulv. caramaticon major contra limpiditatem antiquam. Pulv. albus ad limpitudinem ex ulceribus et plagis occulorum. Contra maculas et albedinem occulorum. Contra lacrimas et pruritum. Contra maculas. Collirium deffendens occulum et fortificans ipsum. Coll. orientale acuens visum et fortificans ipsum. Contra saniem. Coll. auferens rubedinem occulorum.

Incipit secunda particula. Incipiunt rubrice secunde particule quinti tractatus de xief.

Xief G. valens apostemati et calefactioni occulorum et plagas (sic) hictu (sic!) in occulo. xief album contra obtalmiam. x. album valens plagis et scabiei. x. de capitibus viperarum et contra humiditatem et scabiem. x. contra obscuritatem et cataractam et ungulam. x. contra limpitudinem et maculas et scabiem. x. de rosis contra dolores et maculas grossas. x. ad confortandum occulum. x. contra obtalmiam et limpitudinem. x. contra obtalmiam in augmento. x. contra limpitudinem. x. de vino contra rubedinem venarum contentarum (sic statt contextarum) in occulo. x. grecum contra scabiem et est G. x. de fellibus clarificans occulum. x. de fellibus contra cataractam et est Johannitii. x. indum ad scabiem. x. de viride (sic) ad scabiem. x. contra obscuritatem. x. contra ictum et coagulationem sanguinis. x. rubeum contra tunicas cooperientes occulum. x. rubeum forte et acutum. x. viride et est Johannitii. x. nigrum. x. de plumbo usto et est Johannitii. x. contra limpitudinem plagarum accidentium ex calore. x. contra maculas et saniem. x. contra maculas et descensum aque. x. album contra obtalmiam. x. de rosis contra obtalmiam et limpitudinem. x. contra crescentiam panni. x. de rosis in colore croci et valet ut supra. x. de rosis contra limpitudinem. x. de rosis et est Galeni ut supra. x. de rosis ut supra et est G. x. contra fortem dolorem in fine egritudinis. x. contra dolorem provocans somnum. x. contra (sic statt quod) positum in oculo ventrem laxat et est Johannitii. x. simplex ad maculas et plagas. x. de rosis G. quo multum utuntur Alexandri(ni). x. contra ungulam in occulorum (sic). x. contra inflammationem occulorum. x. de croco contra scabiem. x. contra saniem et apostemata. x. contra scabiem. x. contra fistulam in lacrimali. x. cauterium et est G. x. contra dolorem occulorum et ad provocandum somnum. x. ut superius in virtutem (sic). x. contra dolorem occulorum. x. contra pilos palpebrarum. x. de calcadis contra pediculos in pilis palpebrarum.

Incipiunt rubrice tertie particule quinti tractatus.

Collirium pretiosissimum de malis granatis contra scabiem. Coll. de eodem ad idem. Coll. pretiosissimum de malis granatis.

C. de malis granatis. C. de eodem mundificans occulum. C. ut supra. C. ad idem. C. contra maculas. C. contra fistulam in lacrimali. Emplastrum contra fistulam. Contra fistulam. Stuellus contra fistulam. Contra fluxum lacrimarum. Ad acuendum visum. Contra pannum cooperientem occulum. Contra pannum occulorum. Medicina valens predictis pannis occulorum. Ad idem valens. Coll. contra maculas occulorum. Medicina contra cataractam. Medicina contra saniem in occulorum (sic!). Distillatio contra percussionem occulorum. Alia distillatio ad idem. Distillatio contra apostema et maculas. Ad apostema et palpebras molles. Contra cataractam et prohibens ipsam. Contra calidum apostema. Contra apostema et limpitudinem et calefactionem. Contra limpitudinem. Contra dolorem occulorum. Ad custodiendum visum et nascentiam pilorum. Contra pilos nascentes sub palpebras (sic!). Coll. ad retinendos pilos in palpebris. Ad lapidem et apostema palpebrarum. Contra pediculos palpebrarum. Contra scabiem et grossiciem palpebrarum. Contra scabiem. Contra apostemata in palpebris. Ad idem. Contra dolorem (et) apostema occulorum. Ad idem. Ad mitigationem doloris. Contra dolorem vehementem. Contra apostema. Contra apostema et maculam. Unguentum ad idem. Ad idem. Contra ungulam. Contra ungulam antiquam. Contra apostema ex calido humore. Ad idem. Contra diminutionem visus. Medicina acuens visum. Contra saniem et lacrimam et apostema. Tinctura occuli. Tinctura occulorum. Alia tinctura et est fortior altera.

Incipiunt rubrice quarte partis quinti tractatus. Incipiunt.

Caputpurgium. De combustione et lavatione chimie. De combustione tutie. De combustione et lavatione marcasite. De combustione antimonii. De lavatione amatitis (sic!). De combustione viride eris. De combustione arsenici. De combustione colcotar et vitreoli et calcanti. De combustione coralli. De combustione boracis et cujuslibet salis. Quomodo fit crocus ferri. De succo memithe qualiter debeat extrahi et reponi. De succo spine albe quomodo extrahitur. De nutritione sarcocolle. De mundificatione gummarum. De operatione opii. De preparatione dragaganti. De preparatione armoniaci et aliarum gummarum. De preparatione ostrearum et musculorum. De operatione cornu cervini. De combustione capitum viperarum. De reservatione fellium. De secretum (sic) Galeni in commixtione et contritione medicinarum. De preparatione gummi arabici.

Expliciunt rubrice primi tractatus et secundus et tertius et quartus et quintus alcoati in forma occuli et de curatione ipsius et de colliriis et xief et de aliis distillationibus et preparationibus medicinarum.

Incipit liber qui vocatur alcoati in quo determinatur de figura occuli et componentibus ipsum et de signis continentibus illum et continet liber iste quinque tractatus. Incipit.

Tractatus primus est de occasionibus propter quas compilavit alcoati hunc librum explanando figuram occuli et rotunditatem ejus ut videntes intelligant. — Tractatus secundus est de diffinitione occuli et qualitate et utilitate ipsius nominando tunicas et humiditates ejus et duas venas concavas i. e. nervos opticos et spiritum cum quo homo videt currente ad occulum et beneficia earum et de dictis illorum qui discordati sunt in numero tunicarum et de musculis et lacertis qui faciunt movere occulum et addendo causam ex omnibus istis deo volente et de palpebris et earum pilis et quare superiora moventur et non inferiora et de beneficiis earum. — Tractatus tertius est de nominibus egritudinum que accidunt in unaquaque parte occuli et de accidentibus et causis et signis et curis earum. — Tractatus quartus est de simplicibus medicinis que pro majori parte operantur in curationibus occulorum ponendo qualitates earum in primo, secundo et tertio et quarto gradu quibus infirmitatibus competunt. — Tractatus quintus est de medicinis compositis que congregate sunt ex libris antiquorum sapientium de alcohol et pulveribus et colliriis et xief et instillationibus et fomentis et emplastris et quomodo ista componuntur et miscentur et qualiter ita (sic!) debet aliam precedere in compositione et de illis que conferunt egritudinibus occulorum.

Incipit tractatus primus de occasionibus propter quas alcoati compilavit hunc librum et est explanare figuram occuli et rotunditatem ejus ut videntes intelligant. Rubrica.

Ego alcoati qui vidi multorum antiquorum medicorum libros sapientum et ea que locuti sunt in natnra occulorum et in componentibus occulum in qualitate figura ejus et vidi quod G(alenus) dixit in libro suo de ingenio sanitatis et quo(d) vocavit occulum restaurationem membrorum. Et vidi alios libros in hoc quod dixit ypo(crates) et alii auctoritate grecorum et studui in libris eorum qui post ipsos venerunt. Et scrutatus sum in duobus libris iohannicii filii ysaac et cristiani discipuli johannis filii mesue christiani qui locuti sunt de factis (= fatis) occulorum quorum unus querebat et alius respondebat, et sunt in primo libro tria capitula, in secundo XI capitula. Et vidi omnia que dixerunt et quibus fidem dederunt optime esse completa. Et ego ex hiis omnibus de quibus me intromisi ex negotio occuli est de explanatione figure et rotunditatis que est in hoc primo capitulo posui postquam intellexi libros eorum ex quibus melius valui totam intentionem meam in comparatione tunicarum occuli et ejus cecitate. Et steti super veritatem, aliqui medici fuerunt qui conati fuerunt mecum et venerunt stare et studere mecum sapientes in arte ista querebant a me quid esset compositio occuli et que ejus forma et quid natura humorum et quid origo tunicarum et quid distantia et propinquitas humoris cristallini cum quo est visio et ubi est cristallini locus humoris et quomodo tunica una subponitur alteri et quot humores et quot tunice sunt et ad quod quelibet illarum valet et quot ex ipsis sunt ante occulum et quot post et quare quelibet fuit creata et quare non est occulus ex toto rotundus sed in superficie aliquantulum planus, et ego respondebam eis et dicebam intentiones meas, et erant ex eis qui aliquam partem intelligebant ex hiis que dicebam eis sed non integro intellectu ex compositione occuli totius quomodo erat ejus essentia quousque diu laboraverunt et inquirendo et experiendo anathomiam occulorum animalium et viderunt occultata (sic) fide et cum toto hoc in eorum sapientia non multum addiderunt et hoc accidebat eis propter eorum parvum studium in scientia anathomie. Et dedi eis exemplum post multas rationes quas dixi et ostendi eis sicut homo qui viderat in una civitate magnum opus et pulcrum quod divisum fuit per longum latum et profundum et ornatum diversitate colorum et figuram sapienter ita quod quelibet res alteri competebat et nulla sine alia esse poterat. Et ostendebam hec omnibus venientibus studere mecum et aliqui qui eorum integre intelligebant bono intellectu existente in ipsis et alii partem et non totum et alii neque parum neque multum, sed cum incipiebam eis notificare illud primum opus nobile et figuram propter quam intentionem facta fuit et intellexerunt secundam obliti sunt primam, et cum eis dabam intelligere de tertia obliviscebantur secundam et sic a simili ex omnibus que dixeram nihil recordabantur, et si ipsi vidissent occulis in figuris et lineis ea que monstraveram citius intellexissent postquam visibiliter hoc vidissent, ideo quia sensus visibilis est certus et nobilis sicut dicetur in secundo tractatu ubi nominabitur occulus et res valentes ex operatione virtutis memorialis (que) immoratur in fine cerebri mixta luci ex qua homo videt et hoc cognoscet homo bonum opus nature in occulis bestiarum et quod respiciat totum hoc et in illa hora parvum rememorationis vel memorie que fiat in medio cerebri et alia in fine, et quando isti duo sensus stant simul scil. sensus auditus per quem apprehenditur et sensus visus per quem videt res secundum quod sunt visibiliter illud quod vident ex figuris et aliis rebus et sic est memoria magis tenax. Et nos videmus hoc visibiliter de illis qui monstrant instrumentum per quod communicat (?) per quod intendit aliquid de arte musice ex vocibus et sonis et ex illis qui dant temperiem illi instrumento nec ita bene intelligitur vel memorie mandatur quod dicitur vel auditur sicut illud quod occulis intuetur et similiter que visi (sic! statt usi) sunt musicis instrumentis sicut lira et cimbalum et aliis que certe sciunt hoc viderunt ratione predicta. Et similiter sicut contingitur ex figura occuli que fere est figura rotunda sicut diximus. Et nos invenimus ingenium in ostendendo hoc totum completius quod poterimus et brevius ut nos intendamus in opere domini quod per auditum neque per librorum lecturam potest intelligi sicut superius diximus in exemplo presentis figure que est figura occuli que est facta in hac similitudine et super hoc diu cogitavimus. Nota quod humor cristallinus est in medio postea in medietate circumvolvit ipsum humor vitreus, postea a parte interiori sequitur tunica que dicitur retina deinde secundina tertio sequitur sclirotica a parte exteriori, quod primo circumdat est tela aranea postea sequitur albugineus humor deinde uvea tunica postea cornea ultimo conjunctiva que circumvolvit omnia alia. In hac presenti figura[1]) quilibet alicujus intellectus visibiliter potest intelligere figuram occuli et omnes tunicas ejus et suas humiditates et lineas cujuslibet ipsarum quare sunt et qua de ratione et hoc post humorem cristallinum est quod est

[1]) Dieselbe fehlt im Codex.

visio et locum qui est in medio occuli et figuram ejus que est similis duabus partibus rote et non sunt equales et sunt continue in una linea recta. Et nos dicemus hec omnia complete in secundo tractatu et dabimus postea intelligere lineas que sunt antea et post que linee sunt tunice et humiditates que sunt circa humorem cristallinum et sunt conjuncte in ipsa figura sequentes eam et cum inspexerimus invenimus figuram occuli que est rotunda in lacrimali angulosa sicut nos videmus figuram occuli hominis que est a parte cerebri aliquantulum rotunda et in predictis angulis tunice incarnantur. Et nos ostendimus illud deinceps. Et nos significavimus in hac figura has lineas secundum modum tunicarum et humiditatum unam prope aliam ut nos inveniamus viam per quam possimus ostendere in illa figura nomen cujuslibet tunice et humiditates taliter ut possimus intelligere illud quod corde gerimus. Et hec est ratio quare possumus intelligere res istas per exemplum linearum venientium unam supra aliam et commixtionem earum ut per hoc melius credamus exemplum visionis quam per lecturam et non credat aliquis quod linee ante posite loco tunicarum et humiditatum quas significavimus et scripsimus supra quamlibet nomen suum et earum originem, principium et finem et earum incarnationem dicatur propter aliud nisi propter principium occuli et positionem ejus secundum quod Deus ordinavit ad finem sue incarnationis que in ipso est. Et hoc totum quod signavimus in presenti figura est certa significatione sicut nos particulariter dicemus in secundo tractatu de qualibet tunicarum predictarum et humiditatum et in predictis hominem non cognovi qui ita perfecte locutus fuisset nec adhuc vidi qui predictas intellexisset usque nunc nec omnes alios medicos majores qui fuerunt in grecia famosi in arte ista nec alios magistros qui post predictos venirent non solum cristianos sed etiam judeos magistros sapientes in arte anathomie et non credat quis nostrum legens librum quod predicta que dixerim in properium dixerimus sapientum neque in ipsorum detractionem qui ante fuerunt; sed veniamus adimplete perficiendo hunc primum tractatum quem inceperamus in rationis (sic!) quam replicavimus in secundo tractatu et postquam compleverimus in hoc primo tractatu figuram occuli et quam melius poterimus demonstraverimus finis debitus nostre intentioni ut semper hoc multum tractavimus ut lector suarum questionum inveniat rationes. Et super hoc quod diximus et demonstravimus quilibet volens credere veritatem invenit super hoc complementum nisi inquirat contrarium rationis. *Hoc autem meum opus in civitate toletane incoavi rege alfonso regnante anno dominice incarnationis MCLIX ibique complevi duos tractatus et tunc occasione aliquorum negotiorum inde recessi hoc opus dimittendo anno postea vero sequenti me existente in civitate yspalensi mira mainino*[1]) *regnante in cefaventexer̄*[2]) *qui multum homines diligebat hujus artis et cum ejus voluntatem cognoverim ad hujus libri complementum reversus predicti intra me munini*[3]) *precibus requisitus.*

Incipit secundus tractatus in (sic!) beneficio occuli et quid sit.

Inquit alcoati postquam complevimus et significavimus figuram occuli in generali in precedenti tractatu particulariter dicemus in hoc secundo tractatu formam occuli quid sit et quid ejus beneficium et suarum tunicarum et humiditatum et propter quid unamquamque illarum creavit deus et unde originem habent et ubi finiunt et similiter alia que auctores dixerunt ut possimus veritatem rei mandare intellectui ex his omnibus que diximus in primo tractatu. Sed primum nos scire oportet quid sit occulus et dicimus quod occulus est corpus compositum ex tunicis et humiditatibus et ligamentis et venis et arteriis. Dixerunt philosophi quod occulus est instrumentum visus cujus nomen sequitur ejus opus et omnia ydiomata concordantur in occulis hoc quod inde velit dicere quod fons cum sit ex multis compositus sicut deinceps dicemus. Item omnes philosophi concordantur quod occulus est nobilior quinque sensuum cujus sensus visus est igneus. Post sensum visus est sensus auditus cujus sensus est aereus; post auditum est sensus odoratio (sic!) cujus sensus est vapòratio rei ex qua exit, que est media inter aèrem et aquam et hoc quod est ex genere humiditatis, post sensum odoratus est gustus qui est medius inter aquam et terram. Sensus tactus est communis omnibus membris et hoc est causa quare

---

[1]) Nach Rose der bekannte in den spanischen Chroniken so oft verstümmelte Titel Emir al Mamun.

[2]) Nach Rose: Jussuf ben Taschfin, † 1106? Ich bin geneigt, dies offenbar corrigirte Wort für den Namen einer spanischen Ortschaft zu halten.

[3]) Vielleicht mainini zu lesen, cfr. Anmerk. 1.

occulus est nobilior aliorum sensuum, quia elementum ex quo ejus procedit effectus est nobilior ceteris elementis. Et occulus sentit colores et figuras rerum secundum quantitatem et qualitatem, beneficium autem occuli est quod custodit corpus a contrariis supervenientibus a parte exteriori et ostendit ei qui vult videre et ex visu congratulatur homo. Et est occulus corpori sicut custos custodiens viridarium et gubernans.

De cristallino humore et ejus beneficio rubrica.

Nunc volumus determinare partes occuli et beneficium cujusque partis ipsius sed ad majorem intelligentiam dicendorum oportet nos scire quod omne membrum compositum in opere speciali statum propter illud opus quod non est universale omnibus membris componentibus ipsum omnia alia membra ipsum componentia deserviunt illi membro cujus est operis proprietas et propter hanc similitudinem invenimus occulum compositum ex multis diversisque membris cujus opus est visio que fit mediante humore cristallino cui humori tunice et humiditates et alia membra occulum componentia ei deserviunt et custodiunt a detrimento. Et propter hoc dignum nobis videtur de cristallino humore nostre locutionis principium exhoriri cujus est visio. Hic humor ideo cristallinus vocatur quia habet similitudinem cristalli, ejus color est albus lucidus et dyafanus i. e. transpatens (sic) a quo recipit colores et est rotundus cum modica planicie quia res ex toto rotunda non est ita bene apta recipere quemadmodum et plana et in ipsa sunt anguli per quos recipit infirmitates[1]), rotunda non ita habilis est ad superflua recipienda. Et est posita in medio occuli ut perquirat alias partes cum ipsis angulis et propter hoc nobilior est et majoris virtutis. Et beneficium istius humoris cristallini est visio magis quam alicujus alterius partis et hujus rei signum est quando aqua congelatur inter tunicas anteriores que appellatur cataracta et ponitur inter rem videndam et humorem cristallinum aufertur visio et quando cum acu dicta aqua deponitur in ipso actu visio recuperatur. Similiter aliud signum habemus a parte exteriori quod non potest videri nec sentiri nisi ex signis arbitratis ex magno ingenio quando scilicet membra posteriora post cristallinum humorem opilantur sicut accidit in venis vacuis per quas transit spiritus visibilis

[1]) Randbemerkung: alias: superfluitates.

ad dictum humorem cristallinum quibus opilatis ex toto privatur visus que opilatio si est ex egritudinibus que aliquando curantur recuperatur visus.

De humore vitreo et beneficio.

Humor vitreus ideo appellatur quia habet similitudinem vitri et non est in figura humoris cristallini et est proxima ei in claritate et albedine. Et oportet nos scire quod hic humor vitreus est proximior humori cristallino ceteris. Beneficium istius humoris vitrei est nutrire cristallinum humorem et restaurare ei quod perditum est a calore naturali interius cum calore aëris ab exterius et undique gubernatione quia ipse humor cristallinus ordinatus est in claritate et albedine et ejus quod deperditur non restauratur a sanguine neque ab alio medio existente inter eum et sanguinem nisi per humorem vitreum simile medium inter ipsum et sanguinem et cristallinus humor est profundatus in medio vitrei humoris sine aliquo medio cujus restauratio est modus resudationis et hec est ratio sue albedinis propter vicinitatem quam habet cum humore cristallino.

De tunica retina et ejus beneficio.

Tunica retina vocatur propter similitudinem quam habet cum rete (sic) piscatorum et propter multas venas et nervos que in ipsa sunt contexta ad modum rete (sic) unus cum alio et claudit humorem vitreum cui principium est a vena vacua i. e. a nervo optico per quem spiritus currit ex quo homo videt sicut nos dicemus inferius in suo capitulo et extendit se ad secundinam que componitur ex venis et nervis tunice retine et ibi finitur et conjunguntur cum multis aliis ibi existentibus una cum alia et ex his componitur tunica retina et incarnantur in medio humoris vitrei. Cujus beneficium est ministrare humori vitreo nutrimentum per dictas venas et nervos ibi contextos. Cujus proprietas est dare inde visionem et claritatem cristallini humoris mediante humore vitreo.

De tunica que dicitur secundina et ejus beneficio.

Dicamus igitur de secundina tunica cum de ipsa fecerimus mentionem. Est igitur secundina generata ex pia matre que est una telarum cerebri que est proximior cerebro et subtilior et mollior altera. Cujus beneficium est ministrare nutrimentum cerebro et ipsum conservare suis venis et nervis. Sed sclirotica generatur a dura matre que dura mater est sub cornea et est durior et grossior et fortior ut a craneo se defendat. Cujus beneficium est custodire cerebrum a craneo et a pravis actionibus que extra craneo possunt evenire. Et omnes vene et arterie et nervi que exeunt ex cerebro ex istis duabus telis cohoperiuntur. Et beneficium istarum est custodire membra cerebri interiora et ministrare eis per illas venas nutrimentum et deffendere cerebrum a duricie cranei quibus exeuntibus a parte exteriori extra craneum per formam que est in parte posteriori occuli dividuntur vene a telis et ex aliis fit tunica retina sicut ante diximus ex qua fit pia mater. Et ideo hoc nomine appellatur quia amplexatur et custodit et gubernat omne id quod sub ea est ut mater et conglutinatur ossium craneo in loco ubi incarnatur tunica retina in rectitudine cristallini humoris sicut ostensum est in precedenti figura in loco ubi conjunguntur due medie forme non equales. Et beneficium tunice secundine est quod ipsa incarnatur tunice retine per quam vadit ad humorem vitreum ut custodiat retinam et amplexatur eam a nocumentis supervenientibus et ut ministret nutrimentum retine ut ibi subtilietur ad nutrimentum humoris vitrei qui ministrat(ur) humori cristallino. Est ergo retina media inter vitreum et secundinam duabus de causis: 1ª ut defendat humorem vitreum a duricie secundine, alia: ut ministret ei competentius nutrimentum.

De tunica sclirotica et ejus beneficio rubrica.

Superius diximus de utilitate et officio tunice secundine; nunc sermo noster convertetur ad aliam tunicam que a dura matre sumit originem. Dicimus quod vena vacua i. e. nervus opticus amplexatur duabus tunicis et retina ab eodem nervo optico sumit originem et secundina originem ex prima tunica superiori. Et debemus scire quod sclirotica nascitur a tunica forti et grossa que est super hunc nervum opticum et sclirotica est principium tunice cornee. Et ejus beneficium est custodire occulum ab egritudinibus venientibus in osse. Custodit etiam ipsum occulum a duricie et siccitate ossis et est sicut ligamentum occuli.

De duabus venis vacuis que vocantur nervi optici et beneficiis ejus.

Nunc restat nobis de duabus venis vacuis i. e. nervis opticis suum esse et quod est earum beneficium. Dicimus quare iste due vene vacue fuerunt inter alias venas, quarum[1]) fuerunt enim create vacue ut spiritus visibilis per ipsas a cerebro transeat ad humorem cristallinum et illum irradiet ad visum perficiendum et quare due simul associantur et earum vacuitates est (sic!) a cerebro sicut aliarum tunicarum et ministrat ad occulum sensum visus; in sex partes dividitur. Prima specialiter sine ceteris venis nascuntur a cerebro et a nuca et ideo vacue et majores sunt et sine sanguine cum cerebrum non habeat sanguinem ministrare venis. Secunda quia sunt ceteris vacue et earum vacuitas est sensibilis. Et finis hujus vacuitatis est a loco principii ubi tunica retina incipit contexi. Tertia quare predicte vene sint molliores ex parte interiori et ex parte exteriori duriores. Et ratio quare interius sunt meliores (sic, statt molliores) est ut sensus fiat acutior, et exterior duriores et fortiores, ut defendant a nocumentis. Et quarta est, ut per ipsas veniat a cerebro ad oculos vis et activitas spiritus visibilis in magna quantitate ut homo acuitas (?)[2]) inveniatur in aliis membris subtilibus et sensibilibus ad bene esse et conjungantur cum illis venis tali ratione ut suavis transeat ad occulum et non ejus substantia sed ut occuli sint ejus aliis propria operatio et ideo semper cum ipsis est hec auctoritas (sic fur activitas) quousque plicetur ad locum qui est sub tunica uvea que adjuvat visum. Et quinta est ut omnes vene quanto magis elongantur a cerebro et nuca tanto sunt duriores et habent mutationem a predicta mollicie ratione et extencionis que inveniunt quando vadunt per corpus et hoc manifestum est quia quanto sunt longinquiores a cerebro tanto inveniuntur duriores. Et quanto proximiores tanto meliores (sic fur molliores) et quanto ampliantur iste vene vacue cerebro revertuntur ad naturam cerebri et contexitur ex eis tunica retina. Sexta ratio est quia due iste vene vacue nascuntur a cerebro ex duabus partibus et diferenter scil. ex duabus partibus cerebri. Et postquam veniunt ad partem anteriorem obliviscantur (sic! statt obliquantur) ad modum crucis et in eis duabus fit unum foramen in conjunctione postea dividuntur et dextra vadit ad dextram partem et sinistra ad sinistram et dixerunt sapientes in conjunctione istarum venarum verba multa que omnia obmittimus ut brevius nostrum opus prosequatur.

---

[1]) Wohl fehlerhaft für quare.

[2]) Corrumpirt, entweder activitas oder vielleicht ein ähnliches Wort wie homogeneitas zu lesen (?).

De spiritu visibili.

Deinceps dicemus de spiritu visibili qui est spiritus claritas et suus ordo et beneficio (sic) est operari circa visum complete. Est enim nobilior et major ceteris sensibus in suo ordine et vis sua est ex spiritu animali quia suum principium est ab alio qui vadit ad duos ventriculos cerebri anteriores et ibi recipit depurationem et formam et in se ipso est differentia sicut dicemus quia ex isto spiritu ex quo fit visio invenimus integre quod sua acuitas est utilitas lucis et aplicat(ur) vis sua duabus viis transeuntibus ad venas vacuas visionis cum sua utilitate ad occulum et sua quantitate operatur visionem sine impedimento aliquo. Et signum hujus est quod vis spiritus visibilis sua utilitate applicat ad occulum sicut nos invenimus in figura venarum occuli in visu quare fuerunt create vacue sicut diximus. Et signum secundum est si prematur occulus unus digito clausus et alius aperiatur quia manifeste crescit visus ampliatur in dilatatione pupille et hoc scimus quia uno occulo clauso et compresso digito eum aperto vidimus nasum quod non possimus duobus apertis et quando aperietur revertitur ad pristinam quantitatem et causa est quia spiritus visibilis (per) venas concavas non potest perficere operationem suam in occulo clauso revertitur ad conjunctionem duarum venarum ubi est unum foramen commune duabus et in majore quantitate injicitur ad occulum apertum. Et ex predictis aliud signum habemus quod quando humiditas aquea i. e. cataracta est in occulo et sanus occulus comprimatur tunc aqua illa ampliatur, si non est, congelatur. Et est causa quia multitudo spiritus missus (sic für visibilis) dilatat foramen unde aqua expanditur secundum magnitudinem foraminis et expulsione ipsius. Et tunc significatur quod virtus visibilis salva est, quod si aqua congelata est tunc non dilatatur pupilla nec aqua expanditur et tunc egritudo est incurabilis. Et hoc totum replicabimus in capitulis sequentibus suo loco et tempore, differt autem spiritus animalis in sua operatione quia in operatione visibilis sensus transiens per venas concavas ad occulum differt potentia claritatis et in operatione aliarum remanet suum esse in cerebro, virtus autem ipsius ad alia membra sensuum dirigitur, verbi gratia videmus enim solum (sic für solem) remanentem in suo loco virtutem sue (sic) splendoris mittere per aerem super terram.

De tunica aranea et ejus beneficio.

Inquit compilator postquam sirupus (sic für superius) monstravimus necessario humiditati vitree que est juxta cristallinum humorem et situm tunicarum trium que sunt juxta predictam humiditatem quarum prima est retina et secundina que nascitur a pia matre et tertia schrotica que nascitur a dura matre et fuimus locuti in nervis opticis que vene vacue appellantur et in spiritu visionis per ipsas transeunt que omnia sunt ante humorem cristallinum ex parte interiori. Nunc autem ostendemus humiditatem et tunicas servientes humori cristallino ex parte exteriori sicut ab interiori fecimus, et primus sermo noster erit in tunica aranea. Dicimus quod tunica aranea tali nomine sortita est propter similitudinem quam habet cum tela aranearum ratione magne sue subtilitatis et quidam vocant eam tunicam et alii non. Et nos dicemus ratione cujuslibet in suo loco. Sed ortum (sic) ipsius est a tela retina sicut aliqui sapientes dixerunt. alii autem dixerunt ipsam habere ortum ab humore cristallino cujus tria sunt beneficia: primum quia dividit humorem cristallinum ab humore albugineo defendens ut ipsorum fiat permixtio. Secundum beneficium est quod defendit humorem cristallinum ab egritudinibus accidentibus in albugineo. Tertium beneficium est quod ejus superfluum nutrimentum reddit tele retine ne ultra necessitatem transeat ad albuginem et inducat egritudinem.

De humore albugineo et ejus beneficio rubrica.

Postquam locuti fuimus in tunica aranea et ejus beneficiis que media est inter humorem cristallinum et albugineum recte ergo determinandum est de albugineo et quare hoc nomine sortitus est et beneficiis ejus. Dicitur enim albugineus quia habet similitudinem cum albugine ovi et causa hujus est recipere res que sunt ex parte exteriori representando eas humori cristallino et hoc fieri non posset nisi esset albus diafanus. Et suum primum beneficium est propter suam qualitatem duabus de causis quare (sic für quarum) prima est quia defendit cristallinum humorem a siccitate et calore naturali ab exterius, secunda est ut humectet tunciam uveam ne desiccetur a calore naturali ab exterius[1])

[1]) Hier findet sich als Verbesserung überschrieben i mit einem Nasalstrich, also = interius.

et dampnificet cristallinum humorem. Et secundum beneficium est quod ipse positus est ante cristallinum humorem et continuatur cum eo. Et hoc fit tribus modis sicut diximus. Primum est quia humectat uveam et cristallinum ut non desiccentur. Et secundum est quod uvea tunica vacua est ab interius grossa et dura, fuit ergo albugineus positus inter uveam tunicam et cristallinum humorem ne sua duricie lederet cristallinum. Et tertium est ne humor cristallinus caliditate et siccitate aëris ab exterius et caloris naturalis ab interius desiccetur vel liquefiat fuit ergo positus ibi albugineus humor ut cristallinum defendat ne a caliditate dissolvatur et liquefiat vel a siccitate desiccetur.

De uvea tunica et ejus beneficio rubrica

Superius tractatum est de humore albugineo et ejus beneficiis, nunc vero dicendum de esse et beneficiis uvee tunice et quare uvea vocatur. Vocatur enim uvea propter similitudinem quam habet cum grano uvee, cujus ortum (sic) est a tunica secundina que nascitur a pia matre (et) incarnatur in tela retina et in medio tunice uvee est foramen cujus color est niger et trahens ad colorem celi et habet in se duas tunicas: una ex parte intus et hec est vacua et secunda ex parte de foris et hec est levis. Et nos dicemus rationem hujus tunice quare similitudinem habent cum grano uvee et quare color ejus est obscurus vergens ad colorem celi et nulla aliarum tunicarum est talis similitudinis et causa est quia omnes tunice cohoperientes cristallinum humorem earum color est albus excepta uvea que habet in medio foramen, unde radius transit Et causa perforationis est, quia ex grossicie ipsius impeditur radius causa spiritus visibilis quam aeris perficere operationem suam in ipso cristallino nisi esset perforatio illa Sed nature que sunt in tunica uvea ex parte intus ex duabus causis fit quarum prima est ut retineat aquam i. e. cataractam et in ipsa vacuitate et hoc manifestatur quando deponitur cum acu illa humiditas vel aqua et secunda causa est: humor albugineus congregatur in ea. Et causa quare alia tunica est levius (sic) in superficie est ut non ledat corneam tunicam que conjungitur ei. Cujus beneficia sunt IV^or^. primum est, quia ministrat tunice cornee necessaria ex venis et nervis que in ipsa sunt cum tunica cornea in se non habeat sufficientiam ad gubernationem sui venarum et nervorum et hoc ostendemus in sequenti capitulo. Secundum est ut deffendat humorem cristallinum a duricie cornee tunice ne ledatur ab ipsa. Tertium est ut aggreget spiritum visibilem qui ex parte interiori est ne dispersus debilitetur in apertione sua. Et signum hujus est quod quando foramen uvee tunice dilatatur disgregatur radius et sic deficit visus. Quartum est ut congreget humorem albugineum ne dispergatur exterius.

De tunica cornea et ejus beneficio rubrica.

Videamus ergo de tunica cornea primo quare hoc nomine appellatur et de origine et beneficiis ipsius. Ergo (sic l. origo) enim tunice cornee est ex tunica uvea et vocatur enim hoc nomine propter similitudinem quam habet cum cornu in albedine duricie et claritate et substantia, sunt IV^or tunice et nos dicemus causas et beneficia cujuslibet earum. Et causa quare tunica cornea oritur ab uvea tunica est prima quia uvea tunica ex suis venis et nervis sibi necessaria ministrat plus quam aliis tunicis que sunt sub ea ex parte interiori. Et sua albedo et claritas est ut pertranseat spiritus visibilis et non impediatur sicut videmus impedire quando aliqua macula vel egritudo interponatur. Et causa sue grossiciei et duriciei est ut possit sustinere detrimentum (sic) que sibi accidunt a parte exteriori ex infirmitatibus scil. ex pulvere et terra et arena et ictu et aliis accidentibus. Et causa ejus quare quattuor tunice sub ea sibi contexuntur est quod salvator posuit in cohorpertorium occuli et custodiam hanc tunicam et nullam posuit ante eam ad defensionem egritudinum propter hoc has IV tunicas sibi conjunxit ut si lederetur aliqua ex ipsis alie intime lese subplerent et nisi ita foret multotiens despararent multi de salute et esset detrimentum facilius prolicaretur (sic) ad lesionem cristallini humoris et ab hoc fuit hec tunica ex parte exterius fortior et durior ceteris propter predicta et ex parte interius grossior ut attrahat sibi nutrimentum sua grossicie ex venis et nervis uvee tunice. Et due tunice que sunt mediocres sub ea ex parte intus sunt bone complexionis. Et signum istarum tunicarum que sunt IV^or est hoc quod nos videmus ex maculis et nos ostendemus hoc in tertio capitulo (sic) cum nominabimus egritudines accidentes in hac tunica.

De tunica conjunctiva et ejus beneficiis rubrica.

Restat nunc videre de tunica conjunctiva quare vocatur hoc

nomine et que sunt ejus beneficia et a quo sit ejus origo. Utatur (sic l. vocatur) autem hec tunica conjunctiva quia conjungitur cornee tunice et conjungit eam undique. Et ejus ortus est a tunica sclirotica et suum nutrimentum est ab ea. Et signum hujus est quia nos videmus inter eas aliquas venas minutas ministrantes nutrimentum quibus nullum aliud scimus beneficium nisi quod ministrant nutrimentum suum conjunctive tunice. Tunica conjunctiva est similis tunice sclirotice et ejus nutrimentum est duarum manerierum: prima est sicut diximus et alia quod conjungit omnes partes in circuitu occuli. Et hec tunica non cohoperit totum occulum propter fortitudinem et grossiciem que in ipsa sunt et si ex toto occulum cohoperisset prohiberet transitum radii spiritus visibilis ad exteriora ratione duriciei et grossiciei. Sed beneficium hujus tunice que junctive (sic l. conjunctiva) vocatur (est) quia constringit occulum ex parte exteriori ad similitudinem circuli quia sicut circulus ligat et constringit vergente in circuitu sicut conjunctiva stringit occulum et ligat a parte exteriori et oritur a tunica sclirotica (et) incarnatur cum ea.

[1]) . . . . . .

Et postquam superius narravimus originem et beneficium tunicarum et humiditatum occuli nunc dicemus intentiones illorum qui contenderunt et discordati sunt in numero tunicarum occuli et ratione cujuslibet illorum ostendemus. Fuerunt aliqui qui dixerunt tunicas esse VII, III post humorem cristallinum a parte interiori i. e. retina et secundina que a pia matre oritur et IIII^{or} a parte exteriori cristallini humoris quarum prima est aranea secunda uvea tertia cornea quarta conjunctiva. Et aliqui illorum dixerunt esse VI et qui hoc dixerunt non reputaverunt tunicam retinam pro tunica duabus rationibus quarum prima est quia ipsa tunica est custodia et defensio occuli et hoc non facit retina; secunda ratio est quod ipsa est ordinata ad ministrationem nutrimenti occuli et propter hoc noluerunt aliqui ipsam esse tunicam. Et alii dixerunt V solum esse non reputantes araneam pro tunica et hoc duabus rationibus confirmantes: prima quia ista aranea est particula cristallini humoris et est ex ipsa

[1]) Die hierhergehörige Ueberschrift (s. Inhaltsverzeichniss p. 131) fehlt im Original. Der entsprechende Raum für den Rubricator war vom Copisten frei gelassen.

et non ex alia et ideo noluerunt ipsam esse tunicam Et secunda, quia dicunt quod hec tunica cohoperit medietatem cristallini et non plus. Et omne quod non cohoperit id cui ordinatum non est cohorpertorium et propter hoc noluerunt eam esse tunicam. Alii dixerunt solum esse IIII^{or} et quod tunica conjunctiva non est nominanda tunica duabus rationibus: prima est quod visum fuit eis ut ipsa feret (sic l. foret) ligamentum occuli ex parte exteriori. Et secunda quia ipsa non cohoperit occulum neque coartat sicut ordinatum est et ideo non debet dici tunica Alii dicunt solum esse tres dicentes uveam cum secundinam (sic) esse incarnatas et junctas simul et esse unam. Et alii dixerunt duas esse tantum dicentes corneam et scliroticam esse unam cum sint conjuncte simul Et ego dico occulum habere XI tunicas et tres humiditates et ostendam recto signo hoc quod dico. Sed in humiditatibus non est discordia inter sapientes quia omnes concordati sunt ipsas tres. Sed tunice XI sunt sicut nobis videtur quarum prima est ante cristallinum humorem et vocatur aranea sed non cohoperit ex toto eam. Et duas in uvea, quarum prima est ex parte interiori que est levis et IIII^{or} ex parte exteriori in cornea et una que vocatur conjunctiva. Et iste tunice ponuntur ante cristallinum humorem a parte exteriori sed que (sub) ponuntur cristallino humori prima vocatur retina et ipsa est post vitreum humorem. Et altera post ipsam cujus ortus est a pia matre et vocatur secundina (et) est altera post eam que oritur a dura matre et vocatur sclirotica et jam ostendimus beneficium et originem cujuslibet earum.

De coloribus occulorum rubrica.

Postquam locuti sumus de esse tunicarum et de (esse) humiditatum occuli nunc restat videre de coloribus ejus et sunt IIII^{or}; niger, glaucus, subalbidus et varius. Et causa secundum auctores nigredinis sunt VII. Quarum prima est ex infectu visibilis spiritus vel perturbationem (sic) ipsius. Secunda ex paucitate cristallini humoris Tertia quia ipse humor cristallinus positus est interius. Quarta ex abundantia humoris albuginei. Quinta ex perturbatione albuginei humoris. Sexta ex abundantia in quantitate uvee tunice. Septima ex qualitate ejusdem. Subalbedo enim fit ex VII predictis causis superioribus contrariis Varius vero et glaucus sunt medii inter subalbidum et nigrum, unde si supradicta media magis trahant ad albedinem quam ad nigredinem occulus efficitur varius, si vero ad nigredinem magis occulus efficitur glaucus. Et signum complexionis cujuslibet est quod occulus niger magis causatur a caliditate et siccitate et signum habemus inde quod ethiopes qui sunt in meridie cum sint nigri propter adustionem aëris causatam a caliditate et siccitate habent omnes occulos nigros, et habitantes in parte septentrionali sicut in alamannia (sic) et anglia ratione frigiditatis cum sint albi fere omnes habent occulos subalbidos propter frigiditatem aëris et hec stantes (sic l. habitantes) inter meridiem et septentrionem eorum occuli sunt mediocres inter nigredinem et subalbedinem. Et qui magis propinant (sic) septentrioni habent occulos varios, qui vero meridiei habent eos glaucos.

De palpebris et pilis et eorum beneficiis rubrica.

Et postquam complevimus dicere causas in diversitatem occulorum colorum restat nobis dicere in lacertis et musculis moventibus occulum. Ea que movent occulum sunt XII ex quibus VI movent occulum et III sunt in radice nervi optici et alii III sunt in duobus lacrimalibus, sed unus est major altero et alii duo sunt qui movent occulum unus superius et alter inferius. Et duo movent occulum in girum et beneficium duorum qui sunt in lacrimalibus est quando ipse retrahitur, qui major est trahit occulum versus partem suam et quando minor contrahitur ipse similiter ad se occulum trahit. Et beneficium aliorum duorum quorum unus est desuper et alius subtus contrahunt occulum superius et inferius secundum quod unus illorum curtatur et alius alongatur. Sed illi duo qui movent occulum in girum perquirunt occulum et cum movent ad illam partem ad quam contrahunt et sunt in auxilium IIII^or^ predictis. Sed III qui sunt in radice nervi optici per quem currit radius visibilis spiritus habent beneficium quod quando dictus nervus opticus elargatur vel dilatatur ex qua de causa visus destruitur sicut in dilatatione pupille diximus constringitur ab ipsis hoc est introitu dicti nervi optici quia ipse trahit occulum ad partem superiorem in hoc non potest nocere illa corrugatio quia quando corrugatur et est ibi magna relaxatio tunc generatur quedam egritudo que prohicit occulum ad exterius. Et III musculi superius dicti qui sunt in palpebra superiori est eorum beneficium quorum duo sunt trahentes occulum unum inferius et unum superius. Et nos dicemus egritudines que accidunt in quolibet illorum musculorum sive lacertorum in suo loco.

[1]) . . . . .

Superius determinatum est de musculis et lacertis mo(ven)-tibus occulorum (sic). vertetur ergo stillus noster in palpebris et earum pilis et beneficiis. Fecit ergo salvator excelsus palpebras ad defensionem eorum que occulo accidunt ab exterius et ut esset cohorperturam (sic) ejus ad deffensionem caloris aëris ut non dissolvantur humores existentes in eo et custodiant ab ictu lapidis ab exterius vel alterius instrumenti. et fecit cuilibet duas palpebras nec fuit una palpebra nec III quia si esset una palpebra totum ipsius ortum esset a superiori parte aut ab inferiori. Quodsi esset desuper non posset continere colliria et medicinas que apponerentur contra egritudines accidentes eis et occulus esset turpis aspectus. Et si ejus ortus foret a parte inferiori non posset sufficienter eum cohoperire neque aspectus esset sufficiens. Et si essent III palpebre constringerent occulum prohiberent visum et esset turpioris aspectus. Et causa quare superior movetur et non inferiorem (sic) quia superior palpebra habet III lacertos qui movent ipsam quorum duo faciunt ad declinationem. Et ideo inferior palpebra non habet lacertos nec movetur. Et cause quare pili fuerunt in palpebris et eorum necessitas sunt due: una est quia deffendunt occulum a pulvere vel arena et alia quia ratione nigredinis ipsorum confortant visum et hee due rationes sufficiunt ad ea quo diximus scil. quia videmus homines non habentes pilos in palpebris sunt debiliores (sic) visionis quam habentes et videmus quod omnes homines habent pilos palpebrarum nigros et hoc non est nisi propter confortationem visus.

Incipit tractatus tertius de egritudinibus accidentibus et aliis componentibus ipsum et primo de humore cristallino cum quo est visio de mutatione complexionis ex diminutione (et) aumentatione ipsius Rubrica. Incipit tractatus tertius.

Superius viso primo tractatu de forma et figura occuli et in secundo tractatu de anathomia et beneficiis ejus restat nobis dicere in hoc tertio tractatu de egritudinibus accidentibus in

[1]) Der Rubricator hat hier die Ueberschrift des neuen Kapitels vergessen. Vergl. Inhaltsverzeichniss p. 131.

qualibet parte ipsius et de causis et signis et curis ipsarum egritudinum. Sed ideo quia humor cristallinus est nobilior ceteris partibus occuli cum alie partes sint sicut ministrantes et servientes eidem et ipse est sicut ministratus dicemus primus (sic) de causis et signis et accidentibus et curis egritudinum accidentibus in ipso. Primo sciendum est quod ejus complexio permutatur plus aliquando ad unam octo complexionibus (sic) et ejus substantia aliquando mutatur ad dextram aliquando ad sinistram aliquando superius aliquando inferius plus quam oportet aliquando ejus qualitatem (sic) permutatur ad albedinem aliquando ad rubedinem aliquando ad croceitatem plus quam sit necessarium aliquando ejus substantia movetur ad oblicum (l. obliquum) aliquando profundatur ad intus aliquando crescit aliquando diminuitur. Et omnes iste occasiones cum accidunt propter complexionis permutationem vel propter aliquam aliam causam non refert nec leditur visus nisi ex toto destruatur complexio ejus vel nisi haberet egritudinem in toto occulo aut in aliqua tunicarum ejus aliquam aliam egritudinem. Et si esset humidior quam deberet relaxaret occulum et si esset siccior non esset ejus visio completa. Et si mutaretur ejus color quia esset albior videretur res sibi in eadem similitudine. Et si color mutaretur ad nigredinem res sibi nigri (sic) viderentur. Et si ad ruborem vel croceitatem viderentur in eandem similitudinem ut diximus. Et si diminueretur viderentur sibi majora omnia quam sint. Et si augmentaretur in grossicie visus efficeretur obscurior et res sibi viderentur minores quam sint. Et si profunderetur (sic) visus diminueretur. Et omnium predictarum egritudinum cura est curare per contraria sicut curatur calor a frigiditate et humiditas a siccitate usque quo reddatur temperamento et quando humor cristallinus oblicatur (sic) versus majus lacrimale vel minus quod fit materialiter vel accidentaliter nec propter hoc erit in visione egritudo nisi quia erit oblicus (l. obliquus) et si oblicatur (sic) ad partem superiorem vel inferiorem cum respexerit unam rem sibi due videbuntur.

De oblicatione occulorum in pueris Rubrica.

Si occulus oblicatur in pueris vel quod ita nascatur cura eorum est ut fiat locus equalis et planus in cunabulo et a parte opposita occuli strabi ponatur candela de nocte ascensa et ponantur de die in aliquo filo suspense margarite cum aliis lapidibus diversorum colorum supra puerum a parte opposita occuli strabi et sic visus poterit rectificari.

De egritudinibus accidentibus in humore cristallino ex permutatione complexionis et perquiras ipsas in humore albugineo rubrica.

Dicimus que egritudines accidunt in humore cristallino et earum accidentia occasiones signa et cure sunt quod mutatur complexio ad unam VIII complexionem (sic) plus quam oportet ut est de siccitate in humiditate et sic de aliis. Quare (sic l. quarum) egritudinum signa et ejus cure sunt idem (sic) cum signis et curis humoris albuginei quia multe egritudines accidunt humori cristallino ab isto humore albugineo et tu perquiras hoc ubi tractabimus in capitulis de egritudinibus humoris albuginei. Sed egritudinis (sic) tunice retine similiter eveniunt ex permutatione unius VIII complexionum. Et egritudines tunice sclirotice eodem modo.

De egritudinibus accidentibus in vena vacua i. e. nervo optico.

Accidentia et egritudines et occasiones egritudinum et signa et ipsarum cura et permutatio complexionis ad unam ex VIII complexionum et opilationum et apostema et fra(c)tionem et constrictionem que accidunt in vena vacua i. e. nervus opticus per quam transit spiritus visibilis dicemus ad presens. Et signa permutationis predictarum venarum a siccitate accidunt occulis profundationes et corrugationes ex parte interiori. Et si permutatur ad frigiditatem (et) multum superfluat prohibet spiritum visibilem transire ad exteriora sicut nos videmus in egritudine cataracte. Et signa quando permutatur ad calorem quod non efficitur inde magnum detrimentum neque res magne (sic) timoris. Et signa opilationis sunt si homo premat occulum sanum uno digito ipso clauso si pupilla alterius occuli non dila(ta)tur signum est opilationis. Et multotiens accidit egritudo huic vene ex parte exteriori per constrictionem ex ictu capitis et signum hujus est ex hoc quod infirmus testabitur. Et multotiens accidit minus in uno occulo quam in altero et nos cognoscamus per predicta signa accidentia duobus occulis. Cura opilationis est ut fiant medicine mundificative et calefactive et major cura est in cibo et potu et mundificare caput cum yera pigra.

Cura constrictionis et apostematis accidentis in vena concava est cum medicinis dissolventibus et mundificantibus. Et si causa est a capite cum medicinis laxativis purgantibus humoris capitis. Et si causa est in occulo cum medicinis dissolventibus et desiccantibus. Scias tamen quibus istarum duarum debes operari vel cum medicinis capiti (sic) vel occuli secundum quod naturam humoris vel loci requirit ut si fiat constrictio vel apostema ex humore acuto fiant medicine repercussive contra predicta acl'tatem (?)[1]) et si est alterius modi varietur cura secundum exigentiam (h)umorum vel egritudinis et sciat (sic l. scias) quod quando est confractio vel descisio in predicta vena non curatur.

De egritudinibus accidentibus in spiritu visibili.

Postquam complevimus et ostendimus egritudines venientes in tunicis et humiditatibus et venis vacuis quod (sic) sub humore cristallino ex parte interiori. Nunc dicemus egritudines qui (sic) accidunt in spiritu visibili que fiunt duobis modis aut in quantitate vel qualitate et si est in quantitate i. e quando minuitur si est in qualitate i e. quando efficitur gressio indebite. Hic autem spiritus visibilis quando multiplicatur in quantitate habet magis videre a remoto et si pauca est e converso. Et si predictus spiritus est subtilis videbitur per similitudinem longe videre et breve videbit minus debite et hec est similitudo hujus compositionis. Cura quando spiritus visibilis est paucus et subtilis comedere ex cibis temperatis in sua complexione ut sunt carnes arietis agnuales et castrati et carnes edine lactantes et volatilium juvenum Et jam diximus egritudines accidentes in spiritu vi animali. Et est alia egritudo in ipso (sic) sunt II quedam que vident de die et nihil de nocte et hoc accidit ex accensu fumi grossi ad caput pungentis cerebrum quem ex se expellere non potest et ab hoc agravatur ille spiritus animalis per quem fit visio et ex his que diximus ante que vident longe et non prope, ejus cura est cum evacuatione sanguinis vene cephalice et extrahatur sanguis usque permutetur de nigredine in rubedinem. Et si sanguis niger est non permittatur exire sed procedamus in operatione nostra cum clisteribus acutis trahentibus humores ad inferius. Et purgemus eum cum yera pigra

[1]) Die Auflösung dieser corrumpirten Abbreviatur ist mir nicht möglich gewesen, vielleicht ist accidentia zu conjiciren.

laxativa majori et gargarismatibus externutationibus flegma capitis purgantibus sicut dicemus in quarto capitulo et valet ad hoc multum si frustrum epatis caprini accipiatur et perforetur et in foraminibus ponatur piper longum et assetur et cum aqua exeunti ex foraminibus occulis multotiens collirizetur post hoc accipiatur piper predictum ex epate assato et conteratur subtilissime ut fiat alcohol et mittatur in occulo. Et si occulis (sic) ex grossicie visibilis spiritus deficiat in visu et occulus dealbetur quasi ad modum glaciei et infrigidatur signum est ejus quando est a parte interiori quod non videt qui hanc patitur egritudinem a longe aliquid sed prope parum. Et sua cura est purgare caput et colliria de fellibus et electuaria cum musco. Et cura illius cui accidit hec egritudo ex parte exteriori est quod videat et respiciat viridia. Et si vadit extra villam et timet claritatem aëris sive solis cooperit occulum aliquo linteamine nigro quia niger color est agrativus visus. Et decoquatur triticum in olla in aqua et suffumigetur et abluatur inde facies et occuli et nares sepe. Item accipe lapidem molarem et calefacias in igne ad rubedinem postea cum optimo vino irroretur et inclinet caput et occulos ut fumum inde recipiat post hoc accipiat pannum et madefiat in vino calido et ita calidum super occulum ponatur. Item decoquatur anetum et camomilla in aqua et suffumigentur occuli et cotidie ante cibum comedat electuaria muscata et maxime pliris et caveat se a grossis cibariis.

De debilitate visus rubrica.

Debilitas visus tribus de causis accidit vel ex humiditate vel ex siccitate vel stomachi vitio. Et signa quibuș accidit debilitas ex humiditate est quod augmentatur debilitas post comestionem et maxime post sompnum. Et cura ejus est purgare caput et ponere in occulo aquam feniculi cum fellibus et collirium basilicon et serapinum et acetum et celidoniam et hiis similia. Et signa debilitatis ex siccitate est quod augmentatur tempore famis i. e. circa meridiem quando aliquid in die non comederit et post comestionem quiescit et post somnum. Et cura ejus est ut utatur cibis humectantibus cotidie ut sunt pulli gallinarum et columbarum et caro edina et vino bene temperato et balneo aque dulcis sive fricatione et ungantur nares oleo amigdalarum dulcium ex parte intus et ponatur in occulis lac calidum et ponat sepe occulos in aqua clara hora una integra et aspiciat intus occulis et hoc sepe fiat et caveat sibi a cibariis desiccantibus quousque sanetur. Et signa ejus cum accidit a vitio stomachi tunc est quia debilitas est continua et crescit ex multitudine cibi et crescit tempore famis. Et cura ejus est mundificare os stomachi cum yera pigra et trifera minori.

De egritudinibus humoris albuginei.

Prediximus in secundo tractatu beneficium et originem humoris albuginei, restat nobis dicere egritudines que accidunt scilicet propter siccitatem et permutationem coloris et paucitatem et magnitudinem et liquiditatem et grossiciem. Et signa siccitatis sunt quod humor albescit ex toto et diminuitur occulus et ejus visus quousque nichil videatur. Et cura siccitatis est ut videamus utrum siccitas sit pauca et recens et tunc curetur cura medicinis et cibis humectantibus et colliriis. Et signa multe siccitatis sunt quando respicit patiens ante se videt quidquid videt in similitudinem et multarum fenestrarum. Et cura ejus est ut supradictum est et permutatio coloris fit aliquando in toto aliquando in parte, et si in toto signa sunt quod videbit patiens quasi muscas volare ante occulos. Et si color permutetur ad nigredinem vel ad alium colorem res sibi videbuntur ejusdem coloris cujus erit permutatio. Et cura ejus est cum pilulis cochiis mundificantibus caput et stomachum. Et signa mutationis coloris in parte sunt quod videt multas res permutatas ex uno colore ad alium. Et cura ejus est sicut permutationis in toto et signum sue indebite magnitudinis ex toto est quod prohibet visionem cujuslibet rei ut non plenarie videatur et hoc est quod separat pupillam a visu et hec egritudo nominatur cataracta. Et cura ejus est cum rebus et medicinis et cibis desiccantibus et colliriis. Et signum sue indebite magnitudinis in parte quod prohibet patienti (sic) videre e longinquo et parum a prope. Et cura ejus est sicut cura indebite magnitudinis in toto. Et signum sue liquiditatis est quod occulus videbitur cum multi humiditate et pauco visu. Et cura ejus est cum rebus desiccantibus ex medicinis, cibis et colliriis. Et signum sue grossiciei si pauca est quod videt res melius a longe quam prope. Et s. ex toto est grossa nihil videt. Et cura sue grossiciei est mundificare caput cum yera pigra et ponite in occulis acuta collina.

De egritudinibus uvee tunice et primo de egritudine que prohicit occulum ad exterius.

Ostendimus superius egritudines que fiunt in humore albugineo dicemus nunc de his que fiunt in uvea tunica et earum accidentibus et signis et curis que egritudines multe sunt et diverse scilicet una que prohicit occulum exterius et alia que dicitur dila(ta)tio pupille et constrictio pupille. Et permutatio ejus ex uno latere ad aliud et descensu (sic l. est ex descensu) aque ad eam que dicitur cataracte. Primo dicemus de egritudine que prohicit occulum ad exterius plus debito que est quattuor specierum. Prima erit parva et vocatur arabice caput formice et videntes eam credunt eam esse vesicam et dicemus differentiam inter exitum et vesicam. Secunda est quando exit plus ad exteriora et vocatur granum uveum. Et tertia est valde major ita quod transit extra palpebras et arabice vocatur pomatum. Quarta est cum diu moratur et incarnatur in corruptione cornee et dicitur arabice caput clavi. Et differentia est inter exitum occuli ad exteriora et vesicam que (sic l. quod) vesica semper est alba exitus vero semper est color uvee tunice ut suus color erit niger glaucus vel varius secundum quod erat uvea tunica tempore sanitatis sed sepius erit niger. Et alia differentia est quod quando pupilla minoratur vel oblicatur (sic) et quod non sit rotunda tunc scitur quod exitus est ex uvea et non est vesica. Et cura exiturarum omnium specierum est ut in primo fiat minutio vene cephalice et utatur medicinis purgantibus illum humorem et quod magna ventosa ponatur in posteriori parte capitis ad oppositum occuli et collirizetur occulus cum aqua endivie et plantaginis clarificata vel cum decoctione mirtillorum vel cum bottonis rosarum decoctione vel cum aqua frigida vel decoctione sumac aut cum aqua (gumi) arabice vel dragaganti vel similibus stipticis et embrocetur occulus pannis lineis infusis in aceto vel aqua rosacea multotiens et ligetur stricte desuper et non auferatur ventosa quousque ligatus fuerit et non dissolvatur per triduum et caveat se a rumore et clamore et multa loquela et a multo cibo et potu et ab omnibus multum nutrimentis (sic) et generantis (sic) humorem ut vene non repleantur et teneat ventrem laxum quantum poterit. Et cura ista valet huic egritudini nisi alia egritudo super nata fuerit super exitum occuli sicut est excrescencia carnis vel duricies aut alia egritudo inveterata et accidit exitus ex parte exteriori pluribus de causis. Et causa ex parte interiori est magnus dolor aut compressio assellandi et si est mulier ex compressione partus et utriusque (sic) accidit ex lepra aliquando ex se laxatione laceitorum sustinentium occulum. Si causa ex parte exteriori est aliquando ex constrictione gutturis ut vi strangulationum aliquando ex ictu et signum relaxationis lacertorum quando accidit est quod non est magnus dolor et occulus exit sine infirmitate. Cura doloris est quod fiat flebotomia et caveat sibi a comestionibus ut ante diximus. Item cura relaxationis lacertorum est, mundificare caput cum yera pigra majori et provocare sternutationem cum elleboro et intrare balneum et omnia que prediximus in alia cura exitus. Et si occulus ex predictis curis ad locum proprium non revertitur non curatur nisi per cyrurgiam cujus curatio talis est. Quando exitus prohicit uveam tunicam extra palpebras ad similitudinem grani uvee est turpis aspectus et tunc si volumus eum curare per cyrurgiam oportet ut si incidatur incisio totaliter fiat accipiatur una acus et ponatur in tunica uvea desuper et vadat desuper versus frontem postea accipiatur alia acus in qua sit duplex filum tortum et ponitur in dicta uvea parte unius lacrimalis tendens ad aliud lacrimale et transeat sub prima acu ex toto cum quantitate fili ex transverso prime et ligetur desuper predicta prima acu competenter stricte et inscindantur postea capita fili et extrahatur acus, postea pone desuper occulum bombacem vel stupam lenem infusam in albumine ovi et permitte filum ligatum ibi usque per se cadat et humiditas superflua exeat et curetur occulus sicut quando vulneratur cum rebus confortantibus et fortificantibus eum et si de predicta tunica esse (sic) aliquid superfluitatis quod oportet auferri incidatur decenter cum flebotomo subtili et ligentur decenter quousque sanetur et mutetur semel in die.

De dilatatione pupille rubrica.

Dilatatio pupille i. e. amplitudo que fit in foramine uvee tunice donec albedini undique amplicetur (sic) accidit aut naturaliter aut accidentaliter et ambe cause difficile sanantur. Dilatatio accidentalis aut contingit ex humiditate aut ex siccitate tunice uvee Et differentia inter naturalem et accidentalem est quia naturalis est a nativitate pueri et nascitur ejus causa. Sed accidentalem (sic) accidit aut propter nimium dolorem aut propter ictum occuli aut capitis. Et signa (de) dilatatione est quando videbitur ejus dilatatio et visus erit debilis et res videbuntur minores quam sint aut nichil videbit. Et hee due egritudines scil. naturalis et accidentalis sunt incurabiles nisi quando accidentalis dilatatio paulatim incipit restringi per se sine magno dolore et sine ictu occuli et sine alia egritudine. Et cura ejus in principio est si superfluat sanguis ut fiat flebotomia de vena cephalica et purgetur cum pillulis cochiis et yerapigra majori et lavetur sepe facies cum aqua marina et lavetur occulus cum aqua temperata cum aceto et sale et ventosetur a parte opposita occuli ut fiat attractio humoris ab occulo per ventosas et ponantur colliria ab omnibus fellis (sic) simul mixtis aut ex quibusdam. Et si per hoc non sanatur incidatur ex transverso vene pulsuum timporis inter aures et occulos et hoc fiat in principio antequam dilatatio compleatur quia postea non curatur. Et si accidit per ictum pone emplastrum de farina fabarum temperata cum aqua ros. vel emplastrum de altea mixta cum farina ordei et aqua endivie. Et iteretur sepe flebotomia ut apostemetur.

De constrictione pupille.

Sicut dilatatio pupille fit duobus modis scil. naturaliter et accidentaliter ita et constrictio alia naturalis et alia accidentalis. Naturalis est quando quis nascitur sic, accidentalis accidit propter defectum humiditatis albuginei humoris. Et differentia (inter) naturalem et accidentalem est quia naturalis est valde bona quia melius videt et a longe et prope. Et accidentalis est quia parum videt aut nichil. Et signum ejus egritudinis est quod res videntur aspicienti majoris (sic) quam sint. Et cura ejus est ut in principio infundatur sepe caput ejus cum aqua calida et ungatur cum unguentis lenitivis sicut oleo violaceo vel amigdalarum dulcium vel seminum cucurbita. Et comedat pinguia sicut butyrum et ol. amygdalarum et nucum et sit cibus ejus levis et liquidus sicut brodium de farina ordei et pullorum gallinarum et columbarum et caveat sibi ex omnibus sibi (sic l. cibis) siccis et collirizetur occulus cum oleo pinguedinis galline et succo feniculi et latteri (sic l. lacte) quousque sanetur.

De permutatione uvee tunice ad partem dextram vel sinistram vel superius vel inferius.

Permutatio uvee tunice fit quandoque ad sinistram partem quandoque ad dextram quandoque superius quandoque inferius. Et quando hoc accidit extra naturam plus quam oportet signum ejus est quod videbis omnes res obliquas sed aliud determinatum (sic l. detrimentum) non patitur in visu. Et cura ejus est si humiditas est in causa quod cognoscitur per signa predicta in precedentibus capitulis curetur cum rebus desiccantibus et si siccitas est in causa cum rebus humectantibus ut diximus ex medicinis et cibis et potibus et colliriis.

De descensu aque ad occulum quem quidam cataractam vocant.

Descensus aque ad occulum quem quidam cataractam appellant sive vocant eos (sic l. est) humiditas grossa que congelatur et condempsatur in concavitate uvee tunice et ejus foramen opstat ita quod spiritus visibilis non potest transire ad exteriora. Et hoc accidit duabus de causis quarum una est ad (sic l. ab) exteriori causa et alia ex interiori. Et accidit undecunque sic duobus modis uni quarum prodest curatio cum acu et alii nichil prodest. Et hec egritudo erit aut recens aut antiqua. Et illa que fit ex causa interiori erit mollis non congelata ex humido fumo generato qui plicatur et (con)gelatur in concavitate uvee tunice aliquando fit ex fumo facto (sic l. frigido) et sicco et hoc accidit propter infirmitatem cerebri permutati a sua complexione. Et causa exterioris est vel fit ex ictu capitis aut propter casum ipsius. Signa inceptionis descensus aque sunt quod patiens videbit coram se ante occulos quasi muscas volantes aut pilos et fumum videtur ei quod homines sunt minores quam sint. Et quando occulus movetur videntur sibi quasi retes (sic) volentes (sic) et hec omnia que videt videntur ei esse diversorum colorum et totum hoc erit secundum fumositatis colorem que ascendit ad cerebrum in quantitate et qualitate et erunt predicte visiones a cerebro vel a stomacho. Et differentia inter causam stomachi et cerebri est quia que est a stomacho V[e] signis distinguitur: primum quod erit infirmitas et in ambobus occulis. Secundum est quod accidit ex magna superfluitate cibi et potus. Tertium est ut quod omnes visiones erunt unius maneriei sine permutatione et tunc eger interrogatur quod (sic l. quot) menses elapsi sunt III vel IIII^{or} quod hanc passus est egritudinem et que fuit ejus causa et quod aspiciatur pupilla ne aliquid permutetur ex colore suo nec de claritate et hoc est signum quae (l. quod) causa est a stomacho. Et quartum est ex grossicie ciborum qui non digeruntur in stomacho. Et quintum est si egritudo aliquando crescit vel diminuitur tunc est a stomacho. Et iterum habemus alius (sic) signum quod si est a stomacho curatur ex una dosi yerepigre majoris et si non curatur causa est a cerebro. Colores aque vel cataracte multe sunt quia alii sunt varii alii subalbidi alii fortiter congelati alii sicci et alii rubei et alii nigri et alii argentei alii in colore vitrei. aque autem substantia alia subtilis et liquida et alia grossa et alia sicut sanies digesta. Subtilis substantia et liquida quando deponitur cum acu revertitur in brevi spatio. Grossa autem et saniosa quando deponitur non potest ascendere propter grossiciem ejus et differentia que est inter saniem et cataractam invenitur in capitulo de sanie in cornea. Et signa aque que curatur cum beneficio acus ab ea que non curatur sic cognoscitur: prematur unus occulus fortiter et alius moveatur clausus sub palpebra et aspiciatur pupilla que si dilatatur et extenditur et separatur aqua et postea revertitur ad locum suum hec egritudo beneficio acus curatur. Et si pupilla non dilatatur et aqua videtur congelata et immobilis tunc scitur quod in nervo optico est egritudo et aqua fortis cui non valebit beneficio acus. Et si occulus est sine aliqua egritudine et est fortis et si infirmus dicit quod vidit claritatem solis aut aèris quando aqua extenditur ex compressione tunc manifestum est quod talis egritudo curatur beneficio acus et si nichil videt non curabitur. Species aque cui curatio acus non confert sunt VIII. Prima est nigri coloris. secunda gipsei. Tertia congelati. Quarta sicci. Quinta coloris argenti. VI^{a} viridis. VII^{a} grosse et spisse substantie vel liquide et subtilis. Octava que accidit ex casu vel ictu et quod non videt solem vel candelam et qui per naturam vel accidens habent occulos debiles et molles et qui in occulo suo habebit aliam egritudinem cum aqua sicut cum multum lacrimabitur aut cui occulus est immoratus (sic l. minoratus) vel relaxatus. Et cura aque principio est mundificare caput cum pillulis cochiis et yerapigra majori et aloë cicotrino et gargarismatibus cum rebus attrahentibus flegma precavendo sibi a ventatione [sic l. ventosatione] et flebotomia et a potu vini et cibis grossis viscosis et piscibus ex quibus nutrimentum crudum et frigidum possit generari. Et vocatur (sic l. utatur) sepe balneo jejuno stomacho et utatur colliriis de fellibus ex quibus animalibus citius habere poterit simplicibus vel compositis cum aqua feniculi et melle. Sed ex omnibus meliora sunt fella avium viventium de rapina, quia illa sunt que multum repercussiunt aquam et confortant visum multum et valet si in ipso ponatur oleum de balsamo et oleum petroleum et confert enim ei serapinum appositum et piper longum et acorum et armoniacum et similia ex hiis similibus (sic l. simplicibus) vel compositis que continentur in quarto et in quinto tractatu istius libri.

De curatione cum cyrurgia rubrica.

Et si aqua est confirmata et visus ex toto perditus et non fuerit ex supradictis egritudinibus incurabilis non curatur nisi cum acu. modus est iste. Sedeat eger in banco stricto et longo eques ex uno capite banci et medicus ex illo capite q'nta (?)[1] quod coxe medici superequitent coxas infirmi. Et infirmus teneat occulum ante lucem solis et ligetur occulus sanus firmiter et stricte et elevabitur (sic) palpebram sinistram occuli cum manu sinistra si in sinistro occulo est aqua vel cum manu dextra si aqua est in dextro semper incipiendo a minori lacrimali ponendo acu scil. extremitas acuitatis sue longe (ab) egritudine in albo a parte minori lacrimali firmam tenendo acum volvendo eam semper leviter quousque transeat albuginem occuli et quod medicus sentiat applicasse ad ejus vacuitatem. Et debet scire quam quantitatem acus debet intrare in fundo scilicet tantum quousque perveniat sub nigredine et semper videbit acum propter claritatem cornee tunice cuspidem acus immittendo versus subteriora subtus eam tenendo declivem deponendo inferius aquam cum cuspide acus pluries et leniter vice una post aliam et si descendit aquam inferius in continenti videbit eger res que sibi proponuntur licet adhuc acus existens in occulo declinata aliquantulum sub pupilla. Et si aqua iterum superius ascenderit iterum deponatur antequam acus ab occulo extrahatur et cum deposita fuerit sine ascensu trahatur acus leniter volvendo cum digitis et paulatim

[1]) Die Auflösung dieser anscheinend corrumpirten Abbreviatur ist mir nicht gelungen; vielleicht ist einfach ita zu lesen.

sic extrahendo et tunc cum aqua mixta cum aliquantulo salis gemme occulus infundatur et lavetur intus et ponatur super occulum stupa vel bombax in albumine ovi infusum et oleo ros. simul mixtis et ligentur duo occuli sanus et infirmus. ponatur ciminum tritum cum albumine ovi super occulum infirmum. hoc facto collocetur et infirmus in domo obscura jaceat supinus directe et caveat sibi a motu et formicatione et comedat res mollificantes ventrem ut assellet sine conamine. Et prima ligatura moretur sine dissolutione usque ad alterum diem in loco ubi dormierit solvatur ligatura et caveatur sibi ne radius solis vel alterius luminis subintret occulum nisi candela accensa que sit ex parte exteriori capitis infirmi et ostendatur sibi aliqua ad visum ut probetur et fiat sicut eadem ligaturam (sic) et usque ad septimum diem non removetur. Et non oportet festinare egrum principio curationis quando est recens in ostendendo sibi aliquid nec ducatur ad lucem nec propter desiderium visus inferat si(bi) conamen videndi et aqua iterum ascendit ut prius. Et si forte apostemetur occulus aut inferatur dolor dissolvatur ligatura ante septimum diem et curetur cum rebus mitigantibus apostema et cum fuerit mittigatus visus restituetur et habeat aliquod frustrum linteaminis nigri sete vel lini subtile qui (sic) teneat ante occulos et paullatim assuefaciat videre et scito quod operatio actus (sic l. acus) in cataracta non potest bene ostendi per librum nisi qui vult hoc prius viderit plures ab aliquo docto fieri occulo ad occulum. Et dixerunt aliqui auctores quod in grecia fit acus concavus (sic). suggebat aquam cum ore et nos non videmus hoc. Et ista est forma acus cum qua deponitur cataracta.

Et sit acus tante levitatis quod si oportet desiccare occulum vel tergere quod possit acus remanere in occulo. ideo nos facimus manubrium ejus ligneum ne sua ponderositate impellat punctam superius et occulum destruat.

De egritudinibus tunice cornee et primo de plagis.

Accidunt in tunica cornea egritudines diverse ut sunt plage vesice et albugo et macule et sanies et ulceratio et apostema et ficcus et cancer et permutatio sue (sic) coloris et corrugatio et grossicies et spissitudo et alie egritudines que accidunt intus. sed primo de plagis est dicendum. plage sunt in cornea dupliciter aliquando plane in superficie aliquando profunde. Sed plage plane sunt IIII[or] specierum. Et signa quod patiens aperiat occulum et si invenitur in nigro occulo locus aliquis dealbatus erit principium plage in cornea. Et signum prime speciei est quod quando apparet in superficie et planitie cornee quasi similitudo fumi juxta nigredinem occuli. Et secunde speciei signum est quod sit albior et minor et parum plus superior quam prius ad similitudinem nubis et sui coloris. Et signum tertie speciei est quod plaga erit super nigrum aliquantulum tenens de albedine occuli cum qua erunt duo colores ita quod in nigro videbitur esse alba et in albedine erit rubea. Et signum quarte speciei est quod ejus similitudo est nigra et in ipsa sunt multa foramina minuta in similitudinem puncture acus. Sed species plagarum profundarum sunt tres. Et signum prime est quod vulnus est profundum limpidum clarum et strictum. Et signum secunde speciei est quod est latius primo et minus profundum. Et signum tertie speciei est quod vulnus est turpe et immundum et multarum fissurarum subtilium et si per aliquos (sic l. aliquod) tempus moratur sine curatione crescit dolor et distillatur humiditas occuli inde et hec vocatur apostema occuli. Et omnes species plagarum que sunt in occulo generant magnum dolorem et habent magnum sensum cum emissione multarum lacrimarum et hoc accidit propter limpitudinem generatam ex materia calida sicut obtalmia et propter habundantiam humoris quo (sic) natura expellit ad occulum. et hee tres species plagarum quas diximus quando sanantur cicatrices eorum albo in occulo. Et generalis cura est plagarum incipere a flebotomia vene capitis ut extrahatur sanguis ut sufficiat postea ponatur ventosa in collo posteriori parte ut humor trahatur ad partem oppositam et purgetur cum medicina purgativa colere sicut aliqua decoctio ex mirabolanis et caveat sibi a supercomestione et a vino penitus et ab omnibus acutis et calidis ut sunt allia et cepe et sinapis et piper et comedat olera frigida et bibat aquam frigidam cum oximelle et rebus acetosis et ponticis et repercutiatur dolori ex toto quia si plaga crescit cum dolore destruitur occulus. Et distillentur in occulo earum que plagam maturant sicut lac muliebre cum fenugreco et semine lini et si hoc sufficit bene quidem. Sin autem apponantur medicine fortiter dissolutive ut serapinum et asa fetida aut xief de thure et rubigine auri cum lacte mulieris instilletur in occulo et ligetur cum aliqua fascia per totam noctem et caveat a multiloquio et clamore et a rebus provocantibus sternutationem et ab omnibus cibis stipticis ut non restringatur venter. Et quando dolor fuerit mittigatus et sanies vel humiditas madaverit fasciam tunc fascia solvatur et lavetur occulus a sanie cum zuccaro distemperato in aqua aut cum melle dispumato cum aqua pluviali et curetur cum xief de plumbo vel cum aliis quibus plage curentur sicut dicemus in quarto et quinto tractatu.

De vesicis accidentibus in cornea.

Accidunt similiter in tunica cornea vesice et hec egritudo fit ut plurimum ex humiditate que assimilatur saniei que coadunatur sub aliqua tunicarum tunice cornee quia cornea composita est ex IIII[or] tunicis una super aliam. Et vesice sunt multarum specierum quia quedam ex eis sunt albi coloris et quedam nigri. Et aliquando sunt cum magno dolore et aliquando cum pauco. Et aliquando ex ipsis recipiunt curationes et alie non. et aliquando fiunt multe et aliquando fiunt pauce et aliquando fiunt grosse et aliquando subtiles et aliquando acute et aliquando plane. Et erunt in eminentia cornee juxta primam tunicam ipsius vel secundam vel tertiam vel quartam. Et signa eorum que sunt in prima tunica est quod vesica videbitur clara et inter istas tunicas videbitur color medius inter unam et aliam. Et signa vesicarum que sunt ex multa humiditate acuta erit egritudo major et dolor fortior et securior omnium vesicarum et facilior ad curandum est illa que fit in superficie cornee. Et post hanc illa que fit sub prima tunica ipsius et cujus dolor erit minor. Et pejor illarum est illa cujus dolor est major et illa que est juxta tunicam interiorem et illa que accidit super pupillam occuli. Et causa est quia quando frangitur cum sit juxta corneam rumpit se ipsam et aliam propter hoc accidit exitus uvee tunice et humoris et oculi evacuationum. Et quando ipsa sanetur ejus cicatrix remanet super pupillam indurata (et) prohibet visionem. Et cura vesicarum predictarum est minutio cephalice et purgatio corporis et parum comedere et collirizare occulum cum rebus dissolventibus temperate et occulum etiam emplastrare cum similibus ut diximus in cura plagarum.

De maculis et cicatricibus in cornea rubrica.

Post curationem plagarum et vesicarum multotiens remanent cicatrices similes maculis albis in tunica cornea sicut diximus que sunt duarum specierum. Quarum prima est subtilis et tenuis in superficie cornee et vocatur nubes. Et secunda est grossa et profunda intus corneam et hec vocatur macula. Et signum prime est quod non multum leditur. Et signum secundum (sic) grossum (sic) est quia ex toto auferatur visus. Et hec egritudo de facili curatur in pueris. in provectis non recipit curationem. Et cura subtilis est: suffumigetur facies infirmi cum aqua calida et utatur balneo et collirizetur occulus cum aqua papaveris rubei et aqua centauree minoris et mellis pluries in die et sanabitur. Et cura grosse est ut lavetur patiens cum aqua calida et balneetur sepe ut diximus. Et ponat sibi in occulo collirium de celidonia vel acoro vel de spuma maris vel salis nitri et de pulveribus ex xief quod dicemus in quarto et quinto tractatu. Et si egritudo curata fuerit bene quidem et si non tingatur albedinem (sic) cicatricis cum collirio nominato hares cujus confectio hec est. R. galle acacie ana vitreoli medietatem unius et cribellentur et ponatur in occulo. accidit in occulis similiter albedo remanens post plagas cornee et post vesicas et post saniem et post variolas que accidunt in occulis puerorum et quandoque in majoribus et adhuc accidit ex permutatione humoris cristallini scil. quando humor albugineus que interponitur inter areneam (sic l. araneam) et uveam dealbatur. Similiter albedo accidit ex parte exteriori scil. ex punctura vulnere percussioni (sic) pulvere pallea capillis vel acuta medicina ledent (sic l. ledente) occulum. hec sunt cause per quas fiunt macule et albedines in occulo et jam diximus earum curas superius. Sed albedo vel macula que accidunt pueris ex variolis curentur cum lacte mulieris posito in occulo et aliquantulum sarcocolle cum lacte mulieris nutricis. Sed albedo que accidit humori cristallino non curatur.

De sanie que fit in cornea rubrica.

Alia egritudo fit in cornea que sanies appellatur et hec accidit tribus de causis aut ex plaga inveterata aut ex nimio dolore aut ex nimia limpitudine que egritudo fit duobus modis scil. quod occupat magnum locum longe et a cornea in majori lacrimali ad similitudinem ungule aut occupat totum occulum. Et ejus cura est in principio flebotomia cephalice et medicine purgantes caput et solvere ventrem. Et collirizetur occulus cum mirra subtilissime pulverizata et mellis (sic) et sic sanies dissolvetur. Et si non, imponatur occulo epithima melliloti i. e. corona regis et seminis lini et fenugreci et ponantur intus occuli ex aqua decoctionis predicti epithematis quousque mundificetur sanies postea curetur cum cura plagarum quousque sanetur et si cito non curatur curetur cum beneficio cyrurgie. Sed primo dicamus differentiam inter cataractam et saniem ne fore (sic l. forte) aliquid (sic l. aliquis) erret in curatione ipsarum. Sedeat medicus in banco et eger similiter et ponat medicus manum sinistram in posteriori parte capitis ipsius plicando bene caput retro et cum digito dextre manus super palpebram fricando ducatur. postea apperiatur occulus ut videatur si humor descendat aut dilatetur et quod patiens videat res que monstrantur sibi sub occulo et tunc significatur esse cataracta, si non descendit nec dilatatur scitur esse sanies. Et cura cyrurgie est ut sedeat eger coram medico et medicus anaculum (sic l. aliquantulum) cum flebotomo scindatur (sic) corneam anatulum (sic) prope album desuper prope pupillam ut sanies inde exeat postea ponatur in occulo aqua calida mellis mixta aut aqua fenugreci cum melle et fiant alie cure dicte in quarto et quinto tractatu quousque sanetur.

De excoriatione que accidit in tunica cornea pluribus de causis ex parte exteriori.

Excoriatio accidit pluribus de causis ex parte exteriori sicut a ligno vel ferro vel a medicina acuta et similibus, excoriatio in cornea (accidit) ex ictu vel ex predictis. principium ejus cure est cum rebus mittigantibus dolorem et ex eis est vitellum ovi crudum mixtum cum aqua ros. et oleo impositum et cum dolor quieverit curetur cum medicinis plagellarum quousque sanetur.

De cancro in occulo rubrica.

Cancer in occulis sicut in alia parte corporis et differentia inter utrosque (sic) est quod quando accidit in occulo dolor intollerabilis et acutus et venarum extensio et dolor capitis et lacrime accidunt currentes ad occulos ita quod amittitur cibus et nullum collirium acutum potest tollerare neque sibi prodest et est incurabilis si antiquatur. Et bene potest curare in principio cum lacte caprarum et lacte mulieris et medicina simplici et bonis cibis maxime generantibus bonum sanguinem et collirizetur occulus cum vitello ovi et dragaganto et lacte mulieris. Item instilletur in occulo xief album cum lacte mulieris et albumine ovi et modico croci et hoc mittigat dolorem.

De permutatione coloris que accidit in tunica cornea rubrica.

Permutatio coloris in tunica cornea fit aliquando cum permutatur de colore glauco ad varium aut efficitur nigra aut alterius coloris sine aliqua egritudine existente in occulo aut permutatur color occasione alterius egritudinis supervenientis. Et quando color permutatur sine causa alterius egritudinis hoc erit aut quia humor cristallinus erit in profundo positus et erit spiritus visibilis obscurus sine claritate sicut tunica cornea nigra esset. Et si humor cristallinus non est profundus et spiritus visibilis est clarus erit occulus glaucus aut varius et hoc modo sunt omnes alii colores occasione mediante cristallino in claritate et complexione et quando spiritus grossus fuerit. Et jam locuti fuimus hoc in capitulo de coloribus occulorum. Sed permutatio visus ad res et cornee occasione alterius egritudinis ut lepra superveniens occulo videt omnia quasi grossa vel quod videt omnia rubea ex ictu accidente occulo. Et cura ejus est auferre occasionem per quam accidit hec est collirium tenens pupillam in sua nigredine: R succum cicerum imperialium et gallam pulverizatam et oleum de nucleis olivarum et oleum sisami ana ponantur omnia simul ad lentum ignem et misceatur cum eis fel corvinum et suspendatur in aliquo vase vitreo ad solem et collirizetur ex eis postea occulus et varius et subalbidus efficientur nigri. aliud collirium simul (sic l. simile) supradicto in operatione R florum jusquiami siccorum et coquantur in aqua in tali qualitate quod inspissentur in modum mellis et collirizetur occulus.

De corrugatione accidente in cornea rubrica.

Corrugatio accidit in occulo duabus de causis quarum una est de defectu humoris albuginei et alia ex acuitate collirii. Et signa corrugationis sunt debilitas visus et corrugatio manifesta est intuenti in cornea. Et cura ejus est cum lenibus et humidis cibariis et quod ponatur in occulo pinguedo crurium animalium sicut arietum et similium cum lacte mulieris et quod utatur sepe balneum (sic) aque dulcis et quod caveat sibi a cibariis acutis et siccis.

De grossiciei (sic) et duritiei (sic) in cornea.

Accidit et in carne (sic, l. cornea) durities et grossicies et hoc accidit duabus de causis: aut quod fit ex permutatione colorum ex parte intus aut propter appositionem medicinarum narcoticarum ex parte exteriori positarum sicut opium et jusquiamum et similia. Et signum ejus est quod fit debilitas in visu et exit extra naturam suam. Et cura earum est ut vitet cibos generantes humores grossos. et occulus sepe suffumigetur fumo aque tepide. Et collirizetur cum pinguedine gallinarum et butyro bullito in vino. potest etiam collirizari cum collirio basiliconis quia multum confert.

De carnositate accidente in cornea ex incisione ungule.

Multotiens accidit ex incisione ungule in cornea carnositas vel apostema in palpebra. quodsi fuerit et occulum occupaverit cura ejus est ut primitus curetur vulnus factum ex incisione quousque sanetur. Et cura apostematis est cum emplastris et epithimatibus et unguentis sicut diximus in egritudinibus cornee.

De egritudinibus accidentibus in tunica conjunctiva et primo de limpitudine contingente ex obtalmia.

Viso superius de causis et signis et curis egritudinum accidentium in cornea tunica nunc videamus occasiones causis accidentium et signa et curas egritudinum accidentium in tunica conjunctiva ut est limpitudo et vene subtilis (sic) que citius periunt (sic) occulum et ungulam et lacrimam prurritus et inflatio occuli et durities et vesica et res cadentes in occulo ex parte exteriori. Set (sic) primo incipiamus a limpitudine contingente ex obtalmia. Limpitudo accidit ex natura apostematis quod (a) sapientibus obtalmia vocatur i. e. apostema acutum. Et hoc apostema accidit in multis locis corporis. Sed quando accidit in albedine occuli tunc vocatur limpitudo et hoc accidit duobus modis aut occasionibus erit ex parte interiori aut ex parte exteriori. Sed occasio que est ex parte interiori habet fieri ex quinque causis scil. de sanguine vel de colera vel de flegmate vel de melancholia vel ventositate. Sed isti humores qui superfluunt in ca(pite) aut eorum superabundantia erit in capite solo aut in toto corpore. Sed occasio que ex parte exteriori erit aut per multam moram in sole aut propter pulverem vel fumum vel propter fortem et acutam medicinam in occulo positam vel propter similia. Quando accidit limpitudo ex repletione sanguinis signa ejus sunt rubedo occuli et repletio venarum ipsius et grossicies palpebrarum et multa limpitudo cum lacrimis et sentis gravedinem in toto corpore cum dolore capitis et urina rubea et maxime si etas fuerit juvenilis. Et cura ejus limpitudinis est a principio flebotomia vene cephalice si virtus et etas permiseri(n)t ex parte opposita. Et si post flebotomiam limpitudo ex opposita parte crescere videtur, iteretur flebotomia a cephalica alterius brachii in tali quantitate ut virtus tollerare possit postea laxetur cum decoctione mirabolanorum prunorum et violarum et caveat a nimia comestione et vino et carnibus. Comedat frigida et que naturam infrigidant et jaceat in domo obscura et caveat sibi a multiloquio et ira et coytu et a mutatione de loco ad locum et jaceat supinus et teneat caput altum et laventur pedes et crura cum aqua calida ut humores et fumi trahantur ad inferiora et sic cessabit limpitudo in tribus diebus. Quodsi non cessaverit et indurata fuerit deinceps collirizetur occulus cum rebus mediocriter constringentibus et repercussientibus humorem venientem ad occulum sicut sunt rose succus plantaginis et comparetur cum modico aceti fortis et epithimetur quousque limpitudo desiccetur. Et si humor est multus in qualitate et quoadunatur (sic l. coad.) limpitudo in lacrimali collirizetur occulus cum aqua dulci et modico zuccari vel mellis. Et si humor est acutus et dolor fortis collirizetur occulus cum lacte asini aut mulieris aut capre composita seu simplici cum modico croci et cum rebus simplicibus ut occulus non calefiat et dolor non augmentetur. Et si dolor augmentatur nec diminuitur epithimetur occulus cum vitello ovi mixto cum modico rob et aqua papaveris et in omnibus similitudinibus (sic l. similibus) egritudinibus mittigatur dolor hoc emplastro et repercutit humores venientes ad occulum et prohibet occulum a tumore. Eger caveat sibi a sompno. Item aliud epithima ad hoc valens R croci memithe licii altee gummi ara. ceruse ana misceantur et terantur hec omnia et temperentur cum aqua papaveris et succo plantaginis et undiqne super occulum apponatur et ho(c)[1]) usque enim species limpitudines. Et si limpitudo adhuc perseveraverit neque ex predictis curata fuerit fiat flebotomia ex duabus venis que sunt post aures. Et si cessaverit dolor et diminuitur limpitudo collirizetur occulus cum xief G(aleni) quod est R rosarum mirobalanorum sarcocolle temperate cum lacte asini vel mulieris et conficiatur et fiat xief.

De limpitudine facta ex colera accidente ex obtalmia.

Limpitudo etiam accidit aliquando ex apostemate quod dicitur obtalmia generatum (sic) ex colera. Et hec (sic l. hujus) signa sunt dolor vehemens in genis calor in facie et occulo mordicatio etiam in occulo et punctura sicut si purgetur (sic l. pungatur) cum acu vel plenus foret arena, lacrima acuta pauca limpitudo et delectatur eger ex rebus frigidis et humidis et maxime in etate juventutis et temporis stans. Et cura ejus est ut in principio purgetur caput si virtus permiserit cum sero caprino et sufficienti scamonea et cum rebus confortantibus positis in decoctione purgantibus coleram et purgetur multotiens quousque sufficiat et instilletur sepe lac mulieris in occulo. Et si ab hoc dolor non cessaverit ligentur omnes extremitates et collirizetur occulus cum albumine ovi et aqua (p)sillii aut cum aqua seminum citoniorum quelibet istarum aquarum vel cum lacte mulieris. Et sic cessaverit limpitudo, et si non cessaverit collirizetur cum xief camphorinum (sic) vel aliis similibus cum albumine ovi et epithimetur cum epithimatibus predictis in limpitudine sanguinea. de sompno cibo et potu idem fiat et aliis rebus predictis. Et cum cessaverit limpitudo in alia accidencia redeat ad balneum et utatur in cibo frigido et humido quousque sanetur.

De limpitudine accidente ex obtalmia fleugmatica rubrica.

Si obtalmia fuerit generata ex flegmate et limpitudinem fecerit ejus signa sunt quod occulus neque facies rubescit sed multum inflatur cum multa sanie et sine punctura et calore et vehementi dolore. Et cura ejus est quod in principio purgetur

[1]) Die folgende Stelle ist corrumpirt. Ich conjicire et hoc valet omni speciei limpitudinis.

caput cum yerapigra et origano et mentastro et caveat sibi a multitudine comestionis et collirizetur occulus cum aqua fenugreci lavati ter postea collirizetur cum vino veteri et modico aceti et croci et aloe et salvabitur. Et si non sanatur ponatur collirium de pulvere croco et aliis rebus sibi similibus sicut dicemus in quinto tractatu. Et si humor sit multus in quantitate epithimetur occulus cum aloë mirra acacia croco ana cum aliquo ex siccis stipticis misceantur et iteretur purgatio et cessante limpitudine vadat ad balneum.

De limpitudine accidente ex melancholia rubrica.

Si limpitudo generata fuerit ex obtalmia melancholica ejus signum erit quud occulus est sine rubedine et pauca sanie et modico lacrime et parvo tumore et patiens sepius est melancholice complexionis. Et cura ejus est purgare caput in principio a melancholia cum decoctione epithimi polipodii et similium et vadat ad balneum et sit ex opposito caloris balnei utatur vino albo et collirizetur occulus cum aqua fenugreci aut seminis lini quousque declinet et fiat aliquod xief rosarum et collirizetur cum lacte mulieris aut cum aqua fenugreci sicut ante diximus.

De limpitudine accidente ex obtalmia ventositatis et fumositatis.

Ex ventositate et fumositate generatur obtalmia faciens limpitudinem et ejus signa sunt magna inflatio occulorum et extentio venarum sine rubedine et pauco dolore aurium. Et ejus cura est purgare corpus ab illo humore generante ventositatem seu fumositatem ascendentem superius et dissolventem eam et prohiciatur in occulo lac mulieris cum aqua feniculi et sanabitur. Et si non curetur cum xief de spica et aliis xief et colliriis valentibus ea (que) in quinto tractatu (dicemus).

De limpitudine accidente ex causis oxterioribus sicut ex calore pulvere fumo et forti medicina rubrica.

Accidit limpitudo ex causis exterioribus ut diximus plurimis modis. Aliquando ex calore solis vel ex pulvere cadente in occulo vel fumo vel forti medicina vel similibus. Et signa ejus scientur per interrogationem infirmi. Et cura caloris solis fumi vel pulveris est extrahere humorem superfluum a corpore vel si sanguis est per flebotomiam et si (ex) aliis humoribus cum rebus purgantibus ipsum et prohicientibus in occulo colliria que diximus in limpitudinem (sic) de calida causa. Et (si) apostema fuerit propter fortem medicinam flebotometur secundum quidem virtus tollerat et purgetur cum medicina purgante humorem superabundantem in occulo et epithimetur occulus cum vitello ovi et lacte mulieris et croco et ol. ros. et collirizetur occulus cum albumine ovi sine admixtione alterius quousque apostema sedetur. Et si in occulo nata fuerit vesica alba curetur sicut diximus in cura vesicarum.

De generatione venarum nascentium extra naturam et que textuntur et super ipsum cohoperientium eum rubrica.

Vene aliquando extra naturam nascuntur in conjunctiva et textuntur et cohoperiunt totum occulum. Et hoc fit duobus modis scil. aliquando ex venis sub palpebris venientibus ex parte interiori cranei. Et aliquando ex venis venientibus ex parte exteriori cranei cohoperientibus ipsum. Et earum quedam sunt subtiles et quedam grosse. Signum primi modi est quod vene que apparent in tunica cornea sunt rubee et inducunt sternutationem cum multis (venis) et faciunt cadere pilos palpebrarum et dolorem fortem in profundo occuli. Et signum secundi modi est quando apparent vene pulsus timporis plene et tota facies rubea et pulsus est fortis et velox. Et signa subtilis sunt quando non prohibetur visio et quod videntur vene subtiles super pupillam cum occulus apperitur ad similitudinem tele aranee et cum venis minutissimis. Et cura recentis et subtilis est per incisionem venarum que sunt super craneum et xief viride et rubeum et basilicon et alcohol acutum. alcohol valens egritudini venarum contextarum in occulo R cortices ovorum recentium et prohiciantur diebus X in aceto forti deinde extrahantur et terantur subtilissime et ponantur ut alcohol in occulo et sanabitur. Et si non fiat flebotomia de cephalica postea purgetur cum competenti medicina secundum tenorem virtutis et curabitur. Et si non incidantur vene timporum pulsatiles et vene que sunt post aures et ungatur frons cum unguentis desiccativis quibus ponatur thus acacia et similia. Et quando multum antiquatur et induratur et maxime quando contingit a venis sub craneo ortum habentibus est cura ejus flebotomia vene totius corporis a parte una et iteretur iterum si virtus permiserit a parte contraria et impositio colliriorum acutorum sepe et medicina purgativa humorum superabundantium in occulo secundum vires patientis et caveat sibi a vino et carnibus et a dulcibus cibis. Comedat acetosa et stiptica et iterum flebotomia vene frontis et venarum lacrimalium et incidantur vene post aures ut dictum est. Et si sic non incurratur (sic! l. curetur) curetur beneficio cyrurgie. Cujus modus talis est. collocetur patiens superius et ponat suum caput in sinu medici in loco claro et illuminoso et provideat medicus ne aliqua egritudo sit in occulo in (h)ora illa sub illis venis que si non fuerit capiatur vena cum uncino facto in hunc modum. Et si oportet capiatur cum uncino facto subtili habente duos uncinos cui hec est forma.·

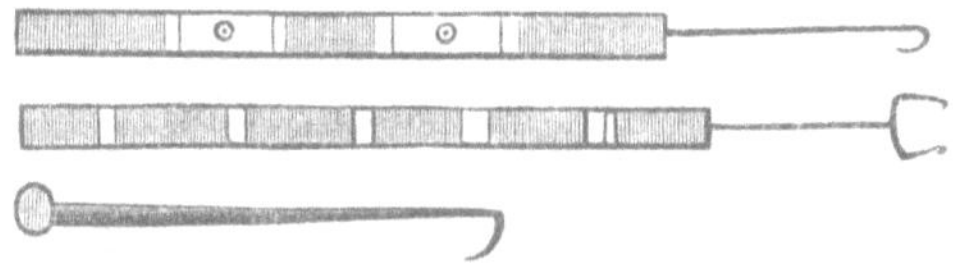

Et incidatur vena cum forpicibus subtilissimis acutis sepe tergendo sanguinem leniter quousque totus occulus clarus videatur et mundus a venis. Et caveat sibi a perforatione vel incisione occuli cum forficibus. Et fiat hec cura in meridie et claritate solis et caveat sibi ab incisionibus ne incidat nisi venas super occulum textas. Et cum hoc fuerit prohiciatur super occulum xief rubeum et viride ad corrosionem residui venarum et cujus quod cum uncino capi non possint in illa hora. Et prohiciantur postea in occulo res mittigantes dolorem et res repercutientes ut occulos (sic) ab apostemate post serventur et cum quieverit dolor iteretur opus donec sanetur. hec est forma fortiorum (fehlt).

De ungula nascens (sic) in conjunctiva ex parte majoris lacrimali(s) occuli.

Est alia egritudo que nascitur in conjunctiva tunica in parte superiori ex latere majoris lacrimalis et vocatur ungula. Et aliquando crescit in tantum ut pupilla cohoperiatur et privatur visus. Cujus species sunt due: I^a^ generatur ex venis et alia que generatur ex carne supercrescente et signum ejus que fit ex venis est alba que autem ex carne signum ejus est que (sic l. quod) est rubea et grossa et quelibet illarum est duarum specierum: I^a^ erit recens et subtilis et alia grossa et inveterata. Et cura subtilis est flebotomia vene cephalice a principio et purgatio cum yerapigra post hoc collirizetur occulus cum xief de vitreolo et xief viride que sunt in V° tractatu. Et cura ungule facte ex venis est ut incidatur cum ferro hoc modo. collocetur caput patientis in loco claro in sinu medici et aperiatur occulus elevando palpebram superius duobus digitis et capiatur ungula cum uncino et aliquantulum elevetur superius deinde (h)abeatur acus in qua sit seta de cauda equi ad modum fili et ponatur acus subtiliter per medium ungule inter ungulam et occulum et transeat acus ab alia parte et capiantur capita sete et eleventur superius et excorizetur ungula caute incipiendo a parte pupille usque ad lacrimalis radicem et cum scaraxatorio subtili et acuto incidatur nec profundo cum in lacrimali ne fluxus fiat perpetuus lacrimarum et ne sepissime fiat sternutatio. Et cura prime erit ut cura egritudinum lacrimalis et cura secunde est incurabilis.

De pruritu accidens (sic) in occulis rubrica.

Pruritus accidit occulis ex superabundantia flegmatis salsi in eis. Et cura ejus est purgatio cum hierapigra in principio postea lavetur occulus cum aqua tepida et aliquando cum aqua decoctionis fenugreci melliloti et ordei mundati et epithimetur occulus ex eisdem. Quodsi non curatur prohiciatur in occulo aqua decoctionis sumac et epithimetur cum emplastro lentisci et sumac et rosarum. si non sufficit curetur collirns et xief dictis in V° tractatu et assiduet(ur) flebotomia vene frontis et aliquando purgatio est medicine et utatur sepe balneo aque dulcis.

De tumore et inflatione occulorum.

Occulis accidit inflatio et tumor IIII^or de causis quarum prima est superhabundantia plantis (sic l. flegmatis). Secunda propter humorem aqueum. Tertia propter humorem melancholicnm. Quarta propter duritiem sine dolore. Et signa prime inflationis est quod accidit subito in majori lacrimali sicut morsura musce vel aranee et signum est secunde turpitudo coloris cum majori dolore et frigoris quam prima. Et signum tertie est ut prematur digito remanet vestigium quod cito deletur et est nullius doloris et color est sicut color corporis. Et signum quarte est quod palpebre erunt torte et color erit obscurus et tumor est extensus versus supercilia et pulsus est durus tumor sime dolore et ut plurimum accidit ex variolis in limpitudinem inveteratam et maxime in mulieribus. Et cura omnium specierum inflationum est purgare caput et corpus a fleugmate cum yerapigra. Et quod epithimetur occulus cum mirra ysopo mentastro et menta temperata cum oximelle et ungatur cum aloë et mirra et ture pistatis et mixtis cum vino. Et projiciatur in occulo xief de spica et collirium basiliconis et lavetur occulus cum aqua decoctionis camomille melliloti mentastri.

De duritie accidente in occulis et cum difficultate apperiendi palpebras rubrica.

Accidit in conjunctiva occulorum amborum duricies cum difficultate palpebrarum in apperiendo occasione doloris aliquando et tunc palpebre sunt rubee et plus hoc accidit quando excitatur a sompno et sentitur siccitas et constrictio in occulis et quod palpebre non possunt moveri in girum propter suam duritiem et est in occulis pauca limpitudo et dura et hoc accidit maxime in senibus et cura est purgare caput a melancholia et uti cibis levibus et humidis et laventur occuli cum aqua ordei mundati aut cum muscillagine et fenugreci (farina) et suffumigentur occuli et tota facies cum fumo predicte decoctionis et epithimetur occulus cum ierit dormitum vitellum (sic) ovi cum oleo ros. et pinguedine anatis vel galline et ungatur caput unguentis mollificantibus quousque sanetur.

De apostemate sanioso accidente in conjunctiva occulorum rubrica.

In conjunctiva accidit apostema ex natura saniei quod quando congregatur humor necesse est ut fiat apostema et signum ejus est sanies. Et cura ejus est ut cura plagarum et signum ut signa illius nascentis in cornea.

De rebus ab extrinsecus cadentibus in occulum ipsum.

Leditur occulus ab extrinsecis causis supervenientibus sicut ex arena terra pallea capillis et similibus. Et signum est responsio infirmi cum junctura quod accidit. Et cura ejus est ut accipiatur seminis lini et remolliatur aliquantulum in aqua et ponatur aliquod granum in occulo sicut est granum ozimi vel psillii vel galli criste quod omnibus melius est et utilior (sic) et claudatur occulus et volvatur in girum ut grana perquirant totum occulum et si aliquid fuerit in occulo adherebit viscositati granorum lini et postea elevetur suaviter vel fiat cum pulvere resine et si sic non exit inversetur palpebra superior et removeat occulum et sic remaneat inversata usque in crastinum et sic sine dubio exibit tunc revertetur palpebra ad motum debitum. Et si ex aliqua predictarum causarum occulus calefiat vel apostematur curetur cum cura limpitudinis scil. flebotomia et medicina quousque sanetur.

De fluxu lacrimarum in occulis contingente ex lacrimalibus.

Sunt et in lacrimali egritudines diverse ut cursus lacrimarum fistula et glandula sed cursus lacrimarum erit causa interiori aut exteriori. Si causa interiori dupliciter aut quia fluxus illius humoris erit a cerebro ex parte interiori aut quia erit humor ex parte exteriori supra craneum in venis suis. Et fluxus ex parte exterioris III sunt species. aut erit juxta ungulam propter incisionem ipsius factam in profundo aut ex medicina acuta in occulo posita venae (?) corrodentem (sic) carnem in summitate foraminis ex quo lacrime emanent (sic) aut ex vulnere. Et signa lacrime venientes (sic) ex parte interiori scil. a cerebro sunt continuus fluxus ipsarum lacrimarum cum multa sternutatione. Et quod post multa adjutoria non sanantur. Et signa ejus que accidunt ex venis exientibus craneum ex parte exteriori est plenitudo venarum pulsuum timporum et venarum frontis. Et quando apponitur pulsui timporum et fronti epithima constrictivum retinetur lacrima et iste due species crescunt ex cibis humidis in multo potu et diminuuntur a siccis. Et fluxus lacrimarum ex incisionum (sic) ungule cognoscetur ad occulum infirmum et a verbo egri. hoc idem testabitur eger si acciderit ei ex medicina acuta. Et signum fluxus contingens a vulnere visu cognoscitur. Et causa fluxus lacrimarum accidentium a cerebro quamvis non curetur prodest tamen mundificare caput cum yerapigra et imponere capiti emplastra exsiccativa si non remotionum (?). Et imponatur occulo hoc collirium R. tutie dr. 5 mirabol. citrin. dr. 1 et $^1/_2$ coralli dr. 1 aloe piper longum ana aureum 1 pulverizentur ut alcohol. Et cura fluxus qui accidit ex venis exientibus craneum ex parte exteriori est purgare cerebrum cum medicinis desiccativis et lavetur caput sepe cum aloë et fiant epithimata dicta in V° tractatu et collirizetur cum dicto alcohol et si sic non sanatur incidantur vene timporum hoc modo (r)addatur (sic l. radantur) timpora ut vene appareant que si non apparuerint ut accidat (sic) in quibusdam hominibus et in fronte (sic l. forti) frigore stringatur collum cum aliqua fascia et fomententur timpora cum aspera et aqua calida quousque bene appareant postea incidatur cutis subtiliter usque ad venam cum incisorio facto in hunc modum et excorizetur cutis a venis deinde capiantur vene cum uncino facto sic

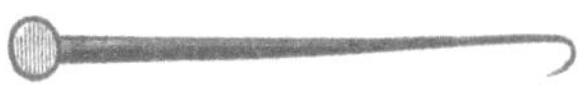

Et hec est forma rasorii cum quo cutis inciditur

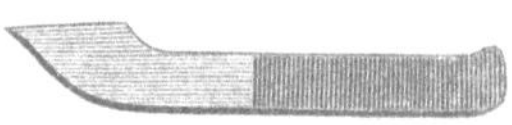

Deinde trahantur vene ad superius ut separentur a corio et a carnositate inferiori. Et si vene sunt subtiles trahantur cum capite uncini ut melius poterit ut sanguis non effluat et ligetur in duobus locis Et antequam cohartetur ligatura incidatur inter duas ligaturas et extrahatur sanguis ad quantitatem trium vel VI unc. deinde fortiter stringatur ligatura facta cum filo sete vel facta ex intestino animalium ut non putrefiat vulnus antequam consolidetur et sanguinis fluxus fiat ex putrefactione fili. Et si vis cauterizare capita venarum habeat caraxatorium et calidum et cum ipso incide vena(m) et cauteriza et valebit tantum quantum prima cura quam diximus et plus si eger non febricitet et calide complexionis non fuerit quia coctura plus destruit humiditates et citius accelerat consolidationem. Sed quando vena inciditur impleatur vulnus fortiter ex veteri bombace et bonis fasciis fortiter ligetur deinceps curetur cum medicinis desiccativis et carnem generantibus quousque sanetur. Et si in isto medio reservantur capita venarum et sanguis superfluat restringatur cum ferro ignito aut vitreolo opposito in multa quantitate tenendo manum desuper quousque sanguis constringatur. Et si medicus ista non haberet teneat manum desuper quousque sanguis congeletur embrocando aquam frigidam super timpora quousque constringatur et cum restrictum fuerit ligetur fortiter et dimittatur. Et si (non) ante alia cura melior et levior predictis est ut inscidantur vene iste cum ferro facto in similitudinem duorum scaraxator(ior)um insimul se tenentium nec multum acutorum quia si essent acutum (sic) ad modum rasorii nimis cito infrigidarentur propter suam subtilitatem in loco incisionis et si non beneficieret (sic) cauterizatio. Sed si sunt aliquantulum grossi a parte incisionis retinent calorem et incidunt carnem citius. Et hec cura melior et facilior et sine excoriatione ceteris michi videtur et quod inter unum excaraxatorium (et) alıud sit spatium unius policis et signetur locus cauterizandus super venam in duobus locis ubi capita excaraxatoriorum debent applicari et sint bene capita ignita et prematur usque ad os ut vena bene incidatur et ambobus locis deinde curetur cum medicinis refrigerantibus et consolidantibus et hec est forma dicti instrumenti.

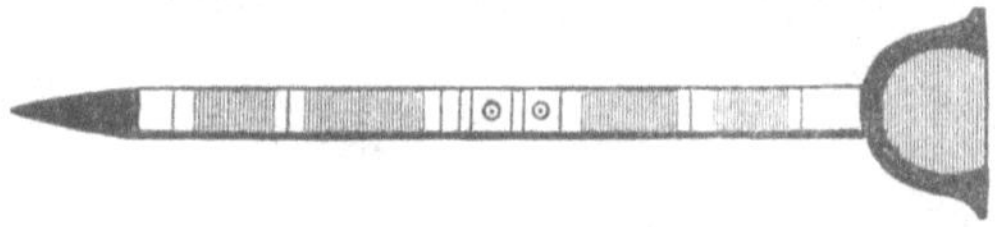

De fistula in lacrimali.

Fistula est apostema nascens in majori lacrimali prohicit humiditatem similem albumini ovi et si multum antiquatur tunc vocatur fistula que aliquando rumpitur ab interius in auriculam et prohicit saniem per aurem et aliquando rumpitur in majori lacrimali et exit sanies per occulum aliquando rumpitur in nare et sanies exit inde. Et signum ejus cognoscitur ex visu egritudinis. Et cura ejus apostematis a principio est maturare apostema et incidere cum ferro usque tota ejus humiditas vel sanies exeat. deinde ponantur colliria desiccativa consumptiva quousque os videatur. deinde curetur cum unguento de palma quousque sanetur. Et si antiquatur et sanies veniat ad occulum et non curatur medicinis tunc cauterizetur hoc modo. teneat infirmus caput suum in sinu medici et unus discipulus teneat caput fortiter ne ipsum possit vertere ad aliquam partem. deinde ponatur super occulum bombax intinctus in albumine ovi aut in muscillagine psillii postea cauterizetur hoc modo. accipiatur cannula ferri et ponatur in foramine fistule cujus hec est forma

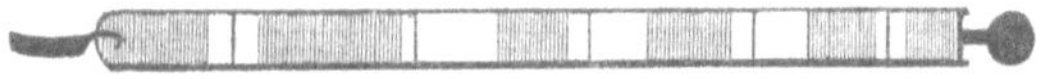

deinde accipiatur aliud ferrum rotundum cujus grossicies sit ad grossitudinem foraminis primi et sit calefactum in summitate et impellatur per canellam primi ferri. Sed antequam cauterizetur exprematur sanies de fistula si est aperta ut tota sanies exeat et si non est aperta aperiatur et exprematur et exsiccetur postmodum imponatur dicta canula in dicto foramine fistule deinde impellatur cauterium per medietatem foraminis caute ne dampnum occulo inferatur quousque cauterizatio perveniat ad os et si prima vice non pervenerit iteretur si oportet. Deinde pone super locum cauterizatum bombacem vel stupam infusam in albumine ovi et immoretur per tres dies postea curetur cum butyro donec (e)scara cadat et os manifestetur. Et si os fuerit corruptum trahatur cum aliquo instrumento ferreo. inter alia hoc est melius cujus hec est forma

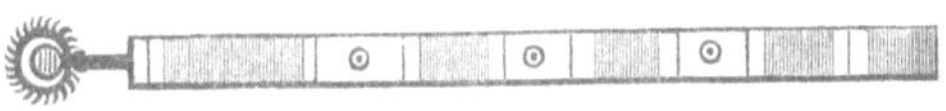

Et punctura ejus sit obtimi calibis et bene inscidens ad similitudinem ferri superioris et cum illo trahatur os corruptum paullatim quousque perveniat ad sanum et hoc in pluribus vicibus. deinde curetur cum medicinis exsiccantibus et constringentibus et consolidantibus si locus est curatus et caro jam excreverit et consolidata fuerit nec humor currat et sic fuerit XL diebus nec apostemetur tunc scitur fistula esse curata. Et si non, ultimum consilium est ut vertatur fistula et ejus fluxus saniei ad foramen nasi hoc modo: discohoperiatur os alia vice et cum discohopertum fuerit perforetur os nasi cum ferro et cuspide suo triangulato ad modum ferri cum quo aurificentes (sic) perforant fibulas et hoc caute ne ledatur occulus et prope lacrimali quantum poterit et artatum ferrum istud cum puncta ejus sit declivis (sic) super os versus nasum et cum patiens senserit ventum exeuntem per predictum foramen cum nares sibi tenuerit manu curetur postea vulnus cum medicinis exsiccantibus et consolidantibus quousque caro nascatur et induretur et consolidetur et humor consuetus penetrare ad occulum et hunc (sic) erit modum facilius et (h)abilius egro et forma instrumenti perforandi nasum est ista

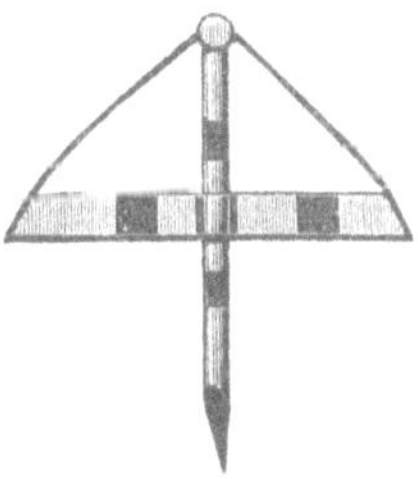

De ficu accidente in lacrimali supra conjunctivam rubrica.

Accidit tumor in occulo et carnis excrescentia in conjunctiva in lacrimali ad modum verruce que ab aliquibus ficus vocatur et signum ejus visui cognoscitur. Et cura ejus est ut ponatur xief viride in occulo aut aliud ex his que diximus in cura ungule et venarum cohoperientium occulum et colliria que dicemus in V° tractatu et si illa excrescentia sic non curatur et exeat extra palpebram in predicto occulo ponatur uncinus factus in hunc modum

Et capiatur illa caro et incidatur aliqua pars ex ipsa et non ex toto ne fluxus fiat lacrimarum perpetuus deinde ponatur in occulo xief viride et rubeum quousque sanetur.

De constrictione et relaxatione lacertorum moventium occulum.

In lacertis moventibus occulum accidunt egritudines duarum specierum quarum una erit relaxatio et alia constrictio. Et notandum est ut superius diximus quod in occulis sunt VI lacerti et quando relaxatur lacertus qui est in parte superiori inclinatur occulus ita quod elevari non potest et ista infirmitas vocatur relaxatio. Et si destruatur lacertus recens (sic) occulus a parte inferiori elevetur ad superius et ista egritudo appellatur contractio et si ledatur lacertus unus lacrimalis occulus relaxatur ad aliam partem. Et si aliquis ex lacertis volventibus occulum leditur efficitur rubedo in occulo. Et si relaxantur duo lacerti tenentes nervum concavum impelletur ad exterius cujus dampnum perpetuum est. Et cura eorum qui contrahuntur est ut solvatur cum rebus mollificantibus et cibis ex parte interiori et extra et si fit relaxatio utatur rebus constringentibus et exsiccantibus.

De egritudinibus accidentibus in palpebris et in earum pilis et primo de scabie.

Postquam superius declaravimus signa et causas et curas egritudinum accidentium in humiditatibus tunicis et lacrimalibus erit sermo noster hic in egritudinibus accidentibus in palpebris que plures sunt ut scabies et nodus et petrositas et conglutinantia palpebrarum et inversatio relaxatio et apostema et superfluitas pilorum nascentium extra naturam que intus in occulo aliter mordicantes vel pungentes morantes faciunt ipsum lacrimare et sanies et apostema flegmaticum et vulnus et permutatio coloris ad nigredinem et depilatio pilorum et nativitas pediculorum in pilis palpebrarum. Et primo de scabie videamus. Scabies accidit ex grossitudine humoris sanguinea (sic) acuti qui prohicitur a natura intus sub palpebris et plurimum hoc accidit post limpitudinem et ulcus est IIII^{or} specierum. Et signa prime speciei est grossicies et color rubeus cum modica humiditate et sine dolore et labore. Et cura ejus est flebotomia cum ventosis post collum, deinde collirizetur occulus cum modico croci et aluminis albi pulverizati simul commixtis cum aqua. Et signum secunde est grossicies cum colore rubeo et minori humiditate et majori dolore. Et cura ejus est flebotomia cephalice et medicina laxativa et distillatio xief viridis et rubei in occulo quousque sanetur Et signum tertie est grossicies et multa humiditas et fortis dolor et quando palpebra inversatur videntur sub ea parve pustule et minutissime in multa quantitate ad similitudinem granorum ficuum. Et cura ejus est cum rebus fortiter constringentibus et exsiccantibus sicut cum aliquibus ex xief quod dicemus in V^{o} tractatu. et si sic non sanatur curetur cum zuccaro fricando cum foliis ficcus aut cum spuma maris. Et si non sanantur raddantur pustule cum rasorio sicut superius diximus. Et quarte speciei signum est grossicies et rubedo et duricies plus veteris tribus primis speciebus et plus antiquatur et est gravior ad sanandum et raro curatur ex toto. Et cura ejus est licet vix aut nunquam curatur et medicina laxativa et aliquando abrasio ipsius cum ferro ut diximus. Et si sic non sanatur non recipit curationem.

De nodo sive lupia generata in superiori palpebra

Nodus sive lupia fit aliquando in palpebra superiori ex humiditate coadunata in ipsa et hoc accidit multotiens ex superflua comestione Et signum ejus est eminentia ipsius ad exterius inferiori palpebra. Et cura ejus est antequam petrificetur ut emplaustretur cum oppoponaco temperato cum aceto et armoniaco et galbano et mastice. Et si ex his non curatur non sanatur sine inscisione et ipsius extractione. Et hoc erit si petrificatur ipsius in palpebra et moveatur ad omnem partem ad quam ducitur est levior ad curandum. Et inscisio fit hoc modo. scindatur palpebra in latitudinem et capiatur nodus cum uncino et in circuitu suaviter excorizetur et incidatur et extrahatur. Et si non est habilis ad incidendum nisi juxta palpebram non ab hoc dimittatur quia non ledit. Et (si) vulnus incisionis est latum nimis suatur et sanetur ut in cura vulnerum usque ad perfectam curationem. Et si nodus est a parte interiori juxta occulum versetur palpebra et capiatur cum uncino et incidatur sine aliqua scissura pellis et extrahatur ad exteriora postea lavetur occulus apud visionem (sic. l. incisionem) cum aqua salis et curetur cum rebus curantibus incisionem quousque sanetur.

De petrificatione in palpebris accidentibus (sic) rubrica.

Petrificatio accidit in palpebris ex natura nodi nisi quia majoris durities est in eo. Et accidit ex superflua comestione recepta una super aliam ante digestionem factam et signum ejus est eminentia ipsius ad exterius sine dolore. Et cura ejus est sicut diximus in nodo.

De conglutinatione et inviscatione palpebrarum.

Conglutinatio et inviscatio palpebrarum fit duobus modis. aliquando adheret conjunctive et conglutinatur cum ipsa et sic est primus modus. Et secundus est quando una palpebra alterius (sic) adhaeret conglutinatur. Item signum quando videbitur cicatrix facta ex vulnere precedenti. et cura est cum rebus que deponunt et relaxant sicut est cum semen lini et fenugreci et aloe et mundificetur palpebra manu. Et si ex hiis non sanatur curetur beneficio cyrurgie hoc modo. elevetur palpebra sursum manu vel capiatur cum uncino incidatur per modum excoriationis cutis ut eger non ledatur et quando palpebra fuerit incisa et excoriata et posita in suo naturali loco lavetur cum aqua salsa et prohiciatur in occulo xief viride temperatum cum aqua deinde ponatur pannus lineus subtilis medius inter incisionem ut partes secunde non adhereant postea desuper ponatur stupa infusa in albumine ovi et post tertium diem imponatur xief consolidativum quousque sanetur.

De inversatione seu corrugatione palpebrarum.

Inversatio seu corrugatio que accidit in palpebris est duarum specierum scil. naturalis et accidentalis. Naturalis est quando palpebra in tantum versatur (quod) ex corrugatione sui occulus non cohoperiatur. Et accidentaliter inversatio fit ex corrugatione palpebre accidente ex consolidatione nodi extracti ex ipsa aut propter excrescentiam carnis que nascitur ex parte interiori et vulnere facto ex aliquo accidenti Et cura inversationis palpebrarum propter excrescentiam carnis est cum medicinis acutis ut est xief et aliis medicinis similibus et alie species non curantur sine inscisione sicut nos dicemus, hoc est ut inscidatur cutis et ponatur inter unum latus et aliud aliquantulum panni linei quousque sanetur. Et in hac cura non oportet uti rebus exsiccativis cum constrictivis quia cum fieret inversatio fieret major et pejor quam ante fiant omnia consolidativa et relaxativa et remollıatur sepe cum aqua decoctionis fenugreci altee et seminis lini et cum emplaustris lenibus et cum unguentis frigidis et maxime cum rebus quibus non est virtus incarnativa ne revertatur ad pristinum statum et que diximus non ex toto sanant invers(at)ionem seu corrugationem palpebre superioris ut possint reverti ad pristinum statum. Sed ea quedam rectificatio inversatio seu corrugatio que accidit in palpebra inferiori si fuerit accidentalis ex vulnere ut in ipsius consolidationem corrugant. Et cura ejus est ut accipiatur acus cum filo et perfore(t) carnem lacrimalis minoris et transeat usque ad majorem ex parte intus et inde exeat acus et teneantur extremitates fili trahentes ad superius deinde inscidatur cum escaraxatorio caro existente (sic) sub filo ab uno lacrimali ad aliud et sic revertitur ad suam figuram et si non revertitur palpebra et fiat incisio in palpebra ex parte exteriori in hoc modo. accipiatur palpebra juxta quo(d)libet lacrimale cum uncino aut perforetur a qualibet parte cum infilata et trahatur acus et teneatur filum et trahatur versus superius et fiat inscisio a primo filo ad aliud sive ab uno uncino ob (sic l. ad) aliud et facta inscisione extrahatur de carne secundum quod medicum (sic) videbitur expedire deinde suatur plaga cum filo lane et curetur cum medicinis mollificativis et cum melle sicut diximus quousque sanetur. Et si corrugatio seu palpebre inversatio acciderat ex igne aut ex alia causa oportet ut fiat inscisio sub pilis palpebrarum ab uno lacrimali ad aliud ut diximus et imponatur tuellus tenens plagam latam et non suatur vulnus et curabitur perfecte corrugatio sive superius vel inferius sicut per modum predictum. Et quia multe sunt differentie in talibus egritudinibus istis similibus bonus medicus operatur prout melius videbitur expedire ut figura occuli in naturali statu revertatur et in visu egritudinis videbit quod oportet fieri cum operatione manus vel alterius cure.

De relaxatione et corrugatione palpebrarum.

Accidit relaxatio et corrugatio in palpebris ex lesione lacertorum elevantium et deponentium palpebram superiorem quando relaxatur vel corrugatur ejus operatio destruitur vel impeditur ut non possint occulum apperire vel claudere. hoc idem accidit cum leditur lacertus lacrimalium sicut ante leditur superior vel inferior. Et cura eorum lacertorum est quando accidit in eis corrugatio ut liniatur (sic l. leniatur) venter ejus cum cibis et medicinis. Et si est relaxatio cum rebus excitantibus ut diximus in egritudinibus lacertorum qui movent occulum et ex his que proficiunt eis et si ex eis non sanatur curetur beneficio cyrurgie. Et si palpebra relaxata fuerit in tantum quod occulum cohoperiat et si non possit cohoperiri curatur IIII^or^ modis scil. ferro calido cum medicina acuta cum inscisione et sutura vel cum ligatione ipsarum et nos ostendimus hoc totum. primo quomodo fuit cum igne quando palpebra relaxatur vel propter humiditatem cauterizetur semel cum ferro ignito cujus hec est forma

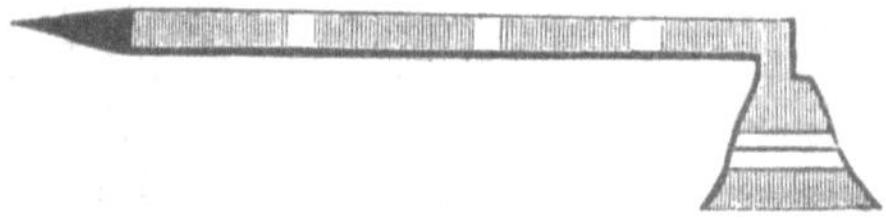

vel cauterizetur supercilio ex duabus partibus facili tactu bis longe a venis pulsuum timporum erit locus cauterizandus secundum quantitatem longitudinis superciliorum neque fiat multum profundum cauterizatio. potest alio modo fieri cauterizatio et est ut eger caput suum ponat in sinu medici et fiat signum in palpebra quam vult cauterizare ad similitudinem folii mirti. Et sit principium signi prope pillos palpebrarum deinde ponat medicus bombacem et in albumine ovi vel aqua psillii desuper occulum deinde igniatur ferrum cujus hec est forma

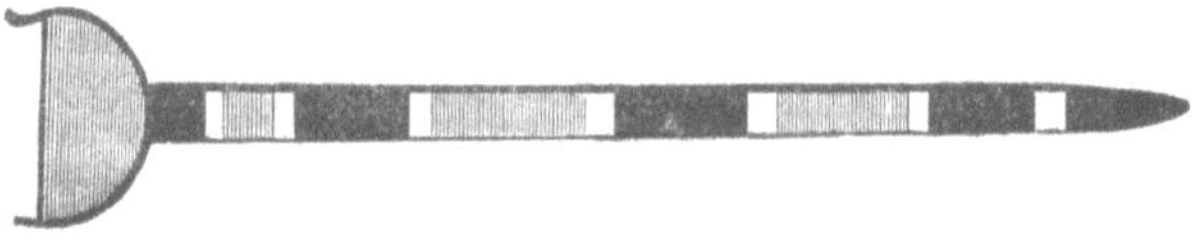

in modum quasili quod sigillet folium mirti et fiat cauterizatio cum facilitate super factum in palpebra quousque palpebra pellis utatur (sic l. vertatur) ab (sic l. ad) exterius. Et signum hujus cure est complementum quando videtur palpebra reverti ad modum debitum et tunc ponatur super locum ignitum bombax butyro intinctum sive infusum quousque ignis recedat. deinceps curetur cum emplastris quousque sanetur et (si) revertetur relaxatio aliqua predictarum curarum in predicto loco. Secundus modus est curatio cum medicina acuta adustiva hoc modo. accipiant multum aliquantulum c(h)arte bombacis ad similitudinem et quantitatem folii mirti postea R euforbii saponis calcis vive ana d. 1 et $^1/_2$ terantur et misceantur et fiat emplastrum de quo ponatur statim ut non desiccetur parum per supradictam cartam. Deinde ponatur super palpebram occuli quam intendis cauterizare deinde ponatur inter palpebram et occulum sub emplastris modicum bombacis intincti in albumine ovi et jaceat caput patientis in sinu medici et teneat medicus medicinam super occulum cum digito quousque eger senserit cauterizationem medicine movendo eam aliquantulum cum digito et quando quieverit mordicatio medicine elevetur medicina et lavetur occulus cum aqua et custodiatur palpebra utrum reversa sit ad suum esse proprium et iterum medicina (ponatur) quousque palpebra redeat sicut debet deinde superponatur coto butyro infusus super cauterizationem medicine quousque dolor quieverit. Demum (sic l. denique) curetur cum unguento palme donec sanetur.

Recordare ut caute ponas medicinam ne aliquid ex ea cadat in occulo et inducat lesionem. et hec est forma folii mirti.

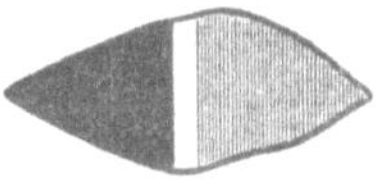

Tertius modus est cum inscisione ad modum folii mirti super palpebram deinde elevetur palpebra cum tribus uncinis in hunc modum factis

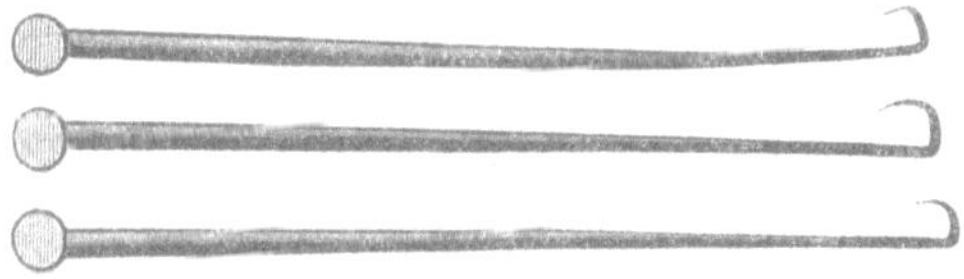

Cum uno quorum capiatur pellis palpebre in modum sign(at)um ad modum folii mirti et cum aliis duobus in capitibus ejus et trahantur omnes simul moderate ad superius in tali quantitate

quod figura folii mirti elevetur ad occulum. Deinde incidatur ad eandem similitudinem et prevideat sibi si cum hac quantitate inscisionis revertatur palpebra ad debitum modum antequam incidatur vel suatur et cum elevaverit quod superfluit a palpebra propter relaxationem suam in hunc modum. Accidat (sic l. accipiat) acum subtilissimam cum filo sete et incipe pungere et suere cum facilitate secundum quod oportet. deinde superpone parum bumbacis cum vitello ovi si forte apostemetur vel infletur repercutiatur cum unguento facto ex ol. ros. et cera alba et similibus. Quartus modus est ut elevetur palpebra et figuretur ad modum folii mirte cum uncino ad modum supradictum. deinde capiatur cum mordacibus factis ex canula incisa et constringatur capitibus fortiter taliter ut (ab) exteriori superfluant mordaces quantitatem folii forme signant(is) et sic dimittatur quousque caro putrefiat et cadat per se cum mordacibus. Et (si) casus eorum tardetur incidatur cum forficibus vel rasorio totum quantum mordaces tenent et curetur quousque sanetur sicut in supradicta cura dictum est et hoc est signum mordacium. Et melior modorum omnium curarum est ut fiat signum ad modum folii mirte et incidatur et curetur ut diximus.

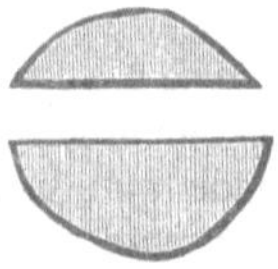

De ordeolo quod est apostema nascens in labiis palpebris (sic).

Generatur apostema in labiis palpebrarum que ordeolum dicitur et est durum et ejus signa cognoscuntur per visum. Et cura ejus in principio est ut accipiantur alique musce et auferantur ejus capita deinde fricetur cum eis apostema, deinde fiat cerotum ex oleo et cera et superponatur. Et si non curatur cum predictis apponatur dyaquilon desuper et maturetur et aperiatur sicut cetera apostemata cum unguento de palma quousque sanetur.

De pilis nascentibus contra naturam in palpebris et diversitate eorum interius.

Pili palpebrarum ledentes occulum ex ipsorum versatione versus occulum et sunt duarum specierum vel quia nascuntur sub pilis naturalibus palpebrarum interius et pungunt et excoriant occulum vel quia ipsi pili naturales versantur versus occulum et hoc quidem faciunt Et signum (sic l. cura) ejus est ut purges caput patientis cum yerapigra et pilulis cochiis et curetur occulus cum rebus exsiccantibus et defendentibus ipsum ab humiditate superflua ut xief rubeum et viride et similibus hiis que dicemus in quinto tractatu. Et aliqui antiqui posuerunt hanc curam scil. ut habeatur acus ex auro posita et in aliquo manubrio et calefiat et cauterizetur locus de intus ex quo pilus evulsus fuerit deinde curabitur cum ol. ros. et alb. ovi quousque sanetur. Et nota quod quam cito eradicas pilos tam cito debes cauterizare foramen pili exiens cum predicta acu et unus post alium eradicetur et cauterizetur et sic quousque omnes reci(di)vi pili evulsi fuerint et cauterizati et non evellatur unus quousque aliud sanetur et sic sanabitur sine timore et periculo. Et si volueris cum aliquibus medicinis hanc curare egritudinem sine cauterio evellantur pili cum radicibus suis deinde fricetur locus pilorum cum sanguine rane viridis morantis in loco ubi nascuntur canne et similiter in arboribus vel cum sanguine vermis nascentis in aure cannis (sic l. canis) qui vocatur cita. Et si non sanantur cauterizentur palpebre vel incidantur modo supradicto in curatione relaxationis palpebre et sic ut pili versantur ad exterius et occulus non ledetur.

De carnositate accidente in palpebris.

Carnositas in palpebris accidit ex parte interiori que est duarum specierum et signum unius est quod generatur ex colera et sanguine et ideo est valde rubea et grossa et cum ponderositate in palpebra et multa humiditate currente ex occulo. Et signa alterius est quia carnositas est rubea et aliquantulum trahens ad viriditatem et sentitur calor vehemens exire ab occulo. Et cura eorum est medicina purgativa colere deinde ponatur super carnositatem occuli quod R. vitelli ovi sicci aur. II, sarcocolle lacte nutrite aur. IIII^or litarg. celidonie aloë ana aur. $^1/_2$ xief memite dragagant. sedengi (ana) dr. $^1/_2$ et simul terantur et misceantur in modum alcohol et sanabitur. Et si non adde predictis aureum viride eris ut medicina sit acutior et si non sanatur ex hoc incidatur sicut dicemus. Ponat eger caput ejus in sinu medici et aperiatur palpebra et versatur et cum uncino carnositas capiatur et tota incidatur cum forficibus vel rasorio vel caraxatorio caute et leniter quanto plus poterit ne dampno (sic) in occulo inferatur et post ablationem carnis lavetur inscisio cum sale et cimino masticatis et subtili panno posito et expresso supra vulnus postea desuper ponatur occulo cotum intinctum in albumine ovi aut stupa subtilissima ne apostemetur et si aliqua superfluitas carnis remanserit ex incisione vel post incisionem excreverit cum dolor quieverit curetur cum medicinis restringentibus et carnem consumentibus.

De rubedine et pruritu in angulis occulorum et labiis palpebrarum.

Accidit in angulis occulorum rubedo cum pruritu in lacrimalibus et in labiis palpebrarum et est duarum specierum. Quarum prima est recens et mollis et alia est grossa et antiqua. Et hoc accidit ex superabundantia flegmatis salsi subtilis in ipsis partibus. Et signum recentis pruritus palpebrarum et lacrimarum est si non (= sine) totali rubedine occuli et pauco dolore. Et signa antique et grosse sunt inflatio palpebrarum rubedo cum pruritu et forti dolore. Et cura pruritus recentis est ut superponatur albumen ovi cum ol. ros. et cum rostro porcino et portulaca et rasura cucurbitarum et plantaginis mixtis vel simplicibus cum ol. ros. Et si predictis infrigidantibus non curatur curetur cum rebus frigidis restringentibus sic cum aqua sumach et lentium et his rebus similibus. Et cura pruritus antiqui et grossi est flebotomia vene cephalice et ventosa a parte opposita in collo et cruribus et medicina purgativa colere deinceps curetur cum colliriis.

De pruritu sine rubedine in lacrimalibus rubrica.

Pruritus sine rubedine accidit in uno lacrimali aliquando ex (sic l. et) duobus ex parte intus sub palpebra nec erit rubedo in occulis in principio. Sed (si) antiquatur fit rubedo in lacrimalibus. Et cura ejus est in principio cum xief albo et sarcocolla mirrita (sic l. nutrita) lacteus (sic) et quando antiquatur cum collirio basiliconis. Et si non sufficiat cum medicina purgativa collere et ventosis post collirium curetur.

De sanie et limpitudine in palpebris.

Sanies et limpitudo accidit in palpebris aliquando ex parte interiori et ejus species sunt due scil. (ex) sanguine et colera. Et signum sanguinee est rubedo cum grossicie. Et signum colerice est parva rubedo cum multo pulsu. Et cura istarum duarum specierum est flebotomia cephalice et purgatio colere et si antiquatur et ex predictis non sanatur maturetur cum diaquilon quousque sanies exeat cum facilitate deinde curetur cum unguento de palma quousque sanetur. Et si ex parte interiori aperiatur occulus et si sanies exierit prohiciatur in occulo modicum aque et salis ut lavetur extra ponatur unguentum de cera alba quousque sanetur.

De tumore et inflatione palpebre superioris.

Tumor et inflatio accidit in palpebra superiori ex superfluitate pirguedinis nascentis in ipsa prohibens elevare eum ad superius et accidit ut plurimum occulis puerorum propter multam abundantiam humiditatis et hec est una species et ejus signum est quoddam (sic l. quedam) palpebra inflatur sine dolore et rubedine sed non potest elevare eam superius. Et cura ejus est ut saretur (sic l. ponantur) in principio super palpebram res constringentes et exsiccantes sicut est aloes acacia crocus cum aceto distemperetur et ungatur multotiens. Et si non curatur sic oportet ut curetur cum incisione et extractione pinguedinis hoc modo. Ponatur caput infirmi medio et fiant parvi plumaceoli et ponantur in circuitu palpebrarum et premat palpebram lesam cum digito fortiter inter ipsam et occulum ita ut tota pinguedo veniat ad medium palpebre, deinde cum flebotomo acuto incidatur pellis aliquantulum ex transverso ad modum flebotomie et loc erat implicata palpebre et fiat ita profunde ut pinguedo exire incipiat per foramen et quod exierit erit pinguedo alba et bene premat eam in circuitu cum digitis unius manus et cum alis duobus alterius manus capiat pinguedinem exeuntem et eam trahat caute et cum facilitate modo ad unam partem modo ad aliam nec foramen augmentetur ne occulus ledatur. Et si predicta pinguedo exire non patiatur propter parvitatem foraminis seu plage facte elargetur aliquantulum semper cavendo occulum a lesione quousque pinguedo exierit Deinde pona(n)tur panni linei infusi in aceto et aqua et cum fascia stringatur super occulum. Et si placeat ut ponatur modicum salis in predicto foramine ut melius destruatur quod remanserit ex pinguedine erit bonum et curetur quousque sanetur. Et si accidat apostema curetur cum emplastris repercutientibus calorem et tumorem et dolorem mitigantibus.

De duro apostemate in palpebris.

Durum apostema supervenit palpebris et grossum et suum principium est quando palpebre efficiuntur rubee et postea revertuntur ad nigredinem et apparet tunc apostema turpe valde quod aliquando occupat unam palpebram aliquando duas et cura ejus est a principio flebotomia vene cephalice et ventosatio crurium et solutio ventris. deinde cum rebus repercussivis apponentibus superius ut memita vel ejus succus et acacia et bolus armenicus; hec omnia temperata cum succo solatri et plantaginis. Et si induratur apostema et crescat et ex hiis non curatur ungatur cum cera et oleo et camomilla quousque maturetur deinde aperiatur et lavetur cum aqua et aceto et curatur cum unguento de palma quousque sanetur.

De tumore et inflatione palpebrarum.

Tumor et inflatio accidit in palpebris duobus modis scil. naturaliter et accidentaliter. Et cause due erunt ipsius tumoris vel inflationis aut erit ex parte interiori vel exteriori. Et causa ex parte interiori IIII^or modis sicut diximus in egritudini(bu)s conjunctive. Et si ex parte exteriori erit ex accidentibus supervenientibus sibi ut punctura arance vespe vel apis prohibentium venenum suum aut ex medicina acuta ut allium ruta et similibus. Et causa inflationis ex parte intus ut diximus in conjunctiva tamen ut plurimum hoc accidit ex lesione interiori et membrorum ut videmus in ydropicis. Et cura ejus est cum medicinis sanantibus interiora. Et cura ejus que accidit ex parte exterius ut est punctura aranee et similium ponatur desuper tyriaca et sal gemma. Et cura (ejus) que accidit ex acuitate herbarum vel medicine est ut superponatur ol. ros. vel viol. cum albumine ovi et cera alba et si oportet medicina laxativa et flebotomia.

De verruca nata in palpebris.

Verruca accidit in palpebra et est duobus modis scil. humida aut sicca. Et cura sicce est medicina purgativa melancholiam et cibaria levia et humida et vinum temperatum et quies et caveat sibi ab ira. Et signum humide est dolor cum rubedine et humiditate. Et cura ejus est flebotomia vene capitis et suppositio formenti (l. fermenti) quod eam apperiat et eradicet et si non ligetur cum una seta caude equi et sic permittatur quousque cadat per se. Et si non curatur incidatur cum rasorio vel scaraxatorio tenendo ipsam cum uncino vel tenacibus trahendo eam ad superius ut cum tota radice incidatur. deinde apponatur vitreolum tritum et si superfluat sanguis ex incisione cauterizetur vulnus cum ferro calido et hec est bona cura. post incisionem cauterizetur quia multotiens revertitur post incisionem nisi cauterizetur propter aliquam radicem ipsius remanente(m) et hec est forma cauterii

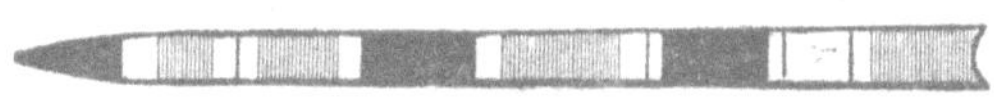

De medicinis eradicantibus verrucam.

Et iste sunt medicine eradicantes verrucam sine cauterio (et) incisione. Lac ficus pistatum pinguedine et superpositum. Item lac titimalli temperatum cum farina ordei et superposita. Item aliud expertissimum ad erradicationem verrucarum. accipe acum et perfora cum ea verrucam usque ad carnem vivam ut sanguis exeat postea accipiatur cantarida viva et perforetur cum dicta acu ut humiditas ex ea exeat partim illa humiditas intingatur acus et iterum remittatur in foramine verruce. Et hoc fiat multotiens ut ex illa humiditate venenosa cantaride subintret verruce usque ad carnem vivam et sic sanabitur.

De nodo sive lupia in palpebra.

Nodus fit in superiori palpebra et signum ejus est cum videtur et cum manu tractatur movetur ad partem (ad) quam trahitur sine dolore et coloris (sic l. dolore) cutis reliqui corporis. Et species ejus sunt III. Et cura omnium specierum est ut incidatur pellis et capiatur cum uncino et extrahantur et curetur deinde vulnus cum unguentis et rebus convenientibus. Et (si) hoc (non) fit inde multum antiquatur et induratur. Curatur enim quando est recens cum rebus dissolventibus sup(er)positis et cum medicinis purgantibus flegma vel cauterizatione in circuitu ipsius.

De plaga nascente in palpebra.

Plaga acccidit in palpebris et cura ejus ut curetur cum cura aliarum plagarum sed in simplicioribus medicinis et levioribus cavendo sibi ab impositione medicinarum acutarum.

De nigredine et lividitate in palpebris.

Nigredo et lividitas accidit in occulis duabus de causis aut ex egritudine interiorum membrorum ut epatis sicut accidit in precantibus (sic l. pregnantibus) aut ex ictu. Et cura prime est confortare et infrigidare epar vel curare membrum a quo fit. Et cura secunde que fit ex ictu est ut subponatur mentastrum viride et succus foliorum caulis et radicis usualis et auripi(g)-mentum rubeum ana terantur et misceantur et desuper ponatur

De depilatione pilorum palpebrarum.

Depilatio pilorum palpebrarum aliquando accidit et fit duobus modis. primus propter duriciem et grossiciem palpebrarum quando rubedo fit in eis. Et secundus modus est dupliciter scil. aut propter defectum humoris nutrientis pilos aut propter corruptionem ipsius humiditatis. Et illa que est ex humiditate corrupta est a caliditate vel frigiditate. Et quando accidit ex humiditate putrida et calida signa ejus sunt grossicies calor rubedo et dolor. Et cura ipsius est flebotomia vene cephalice et ventosatio in collo et medicina purgativa colere, Deinde accipiantur grana dactilorum incensa dr. 1 et $^{1}/_{2}$ spice celtice dr. II terantur et fiat in occulo. Et signa casus ex humore putrefacto frigido est et leditur a frigidis. Et cura ejus est cum medicina purgativa frigiditatis et humiditatis ut pilule cochie et collirium basiliconis et que diximus.

De pediculis nascentibus in palpebra.

Pediculi accidunt in palpebris et ejus generatio fit ex humiditate putrida et acuta proicta (l. projecta) in pilis palpebrarum. ejus cognitio est ex visu et eorum figura est rotunda et multotiens accidit (ex) superflua comestione humidorum et pauco labore et raro usu balnei. Et ejus est cura ut purgetur cum pilulis cochiis et utatur gargarismatibus quando surgit a lecto et quod fricentur et laventur occuli sive pili cum aqua maris aut aluminis aut aqua salis armoniaci et sic recedunt ex predictis medicaminibus. Et si non trahantur cum pincicariolis et postea fiant predicte cure ut non renascantur

---

Druckfehlerberichtigung.

p. 120 Z. 4 und 9 l. Flour statt Fluor.

Frühere, vom Herausgeber und unter seiner Leitung gelieferte Beiträge zur medicinischen Litteraturgeschichte des Mittelalters sind:

Die Anatomie des Heinrich von Mondeville (Berlin 1889).

Die Chirurgie des Wilhelm von Congeinna (Congenis) (ebd. 1891).

Die Chirurgie des Heinrich von Mondeville (ebd. 1892; französ. Ausgabe von E. Nicaise Paris 1893).

[Vergleiche hierzu: Noch einmal „die Chirurgie des Heinr. v. Mondeville", (v. Langenbeck's Archiv XLIV Heft 1).

Wundbehandlung im Alterthum und Mittelalter (Deutsche Medicinal-Zeitung 1891).

Die chirurgische Hodegetik und Propädeutik des H. v. Mondeville (Habilitationsvortrag, ebd. 1892).

Die Behandlung der Kopfwunden nach Mondeville (Berliner Inaugural-Diss. von Lesshafft 1895).

Ueber Antiseptik im Alterthum und Mittelalter (Berliner Dissert. von Kahle 1895).

Die allgemeinen Principien der Wundbehandlung nach Mondeville (Berliner Dissert. von Kleinhans 1895)].

Die angebliche Chirurgie des Johannes Mesuë jun. (Berlin 1893).

[Vergl. dazu die Berliner Dissertationen von Sternberg (1893), Schnelle und Brockelmann (1895)].

Die Areolae des Johannes de Sancto Amando (Berlin 1893).

[Vergl. dazu: Ueber die Grundsätze bei Arzneiverordnungen und -Mischungen im Mittelalter unter besonderer Berücksichtigung der Areolae des Joh. d. St. Amand (Pharmaceut. Post Wien 1893)].

Die Concordanciae des Johannes de Sancto Amando (Berlin 1894.)
[Hierzu das Revocativum memoriae desselben Autors, enthalten in den Berliner Dissertatt. von Paderstein (1892), Eicksen, Müller-Kypke (1893), Reichel, Matern, Petzold (1894) u. Ehlers (1895)].

Das Compendium urinarum des Gualterus Agulinus (Diss. von J. Pfeffer, Berlin 1891).

Die Chirurgie des Jamerius (Diss. von A. Saland, Berlin 1895).

Ueber den Theriak nach einer bisher ungedruckten Schrift des Bernhard von Gordon (Pharmac. Post, Wien 1894).

Ueber die Grade der Arzneien nach einer bisher unedirten Schrift des Bernhard von Gordon (ebd. 1895).

Wann hat Wilhelm von Saliceto seine Chirurgie niedergeschrieben? (Allg Med. Central.-Ztg. 1895).

Die Diätetik des Wilh. v. Saliceto (Berliner Diss. von Grunow. 1895).

FSC
www.fsc.org
MIX
Papier | Fördert gute Waldnutzung
FSC® C083411

Zeitfracht Medien GmbH
Ferdinand-Jühlke-Straße 7
99095 Erfurt, Deutschland
produktsicherheit@kolibri360.de